不調を感じたら…

からだが喜ぶ料理のきほん

梅﨑和子

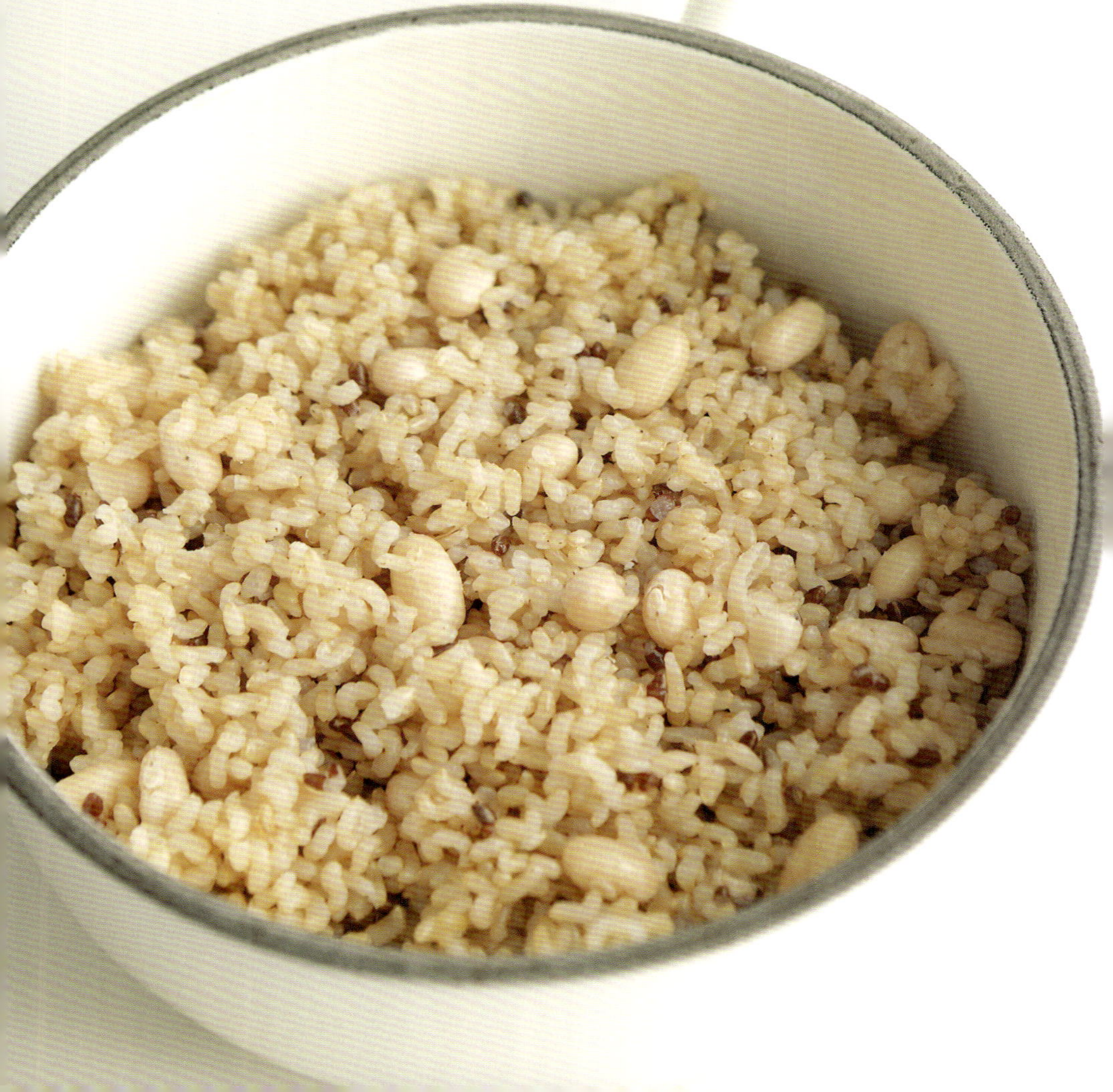

はじめに

少し前の時代の食事が、いま、体にやさしいと見直されています

「食材のこと、栄養のこと、食事のバランスなど、一応考えて作っています」とか「健康情報をチェックし、気になることは注意しているつもり」という声も聞かれます。毎日の食事こそ「体をつくる」基本ですから、皆さんそれぞれがご自身のため、ご家族のため、と思いをめぐらせながら日々の食事を用意し、楽しんでいられるようです。

ところが周囲を見回すと、冷え、肩こり、むくみ、疲労感、倦怠感、不眠……といった体の不調を訴える人やアレルギーで悩む人、また肥満をはじめ、糖尿病予備軍やコレステロール値が高めという生活習慣病の人も少なくありません。

この原因を探ると、私たちの食生活やライフスタイルの大きな変化が浮かび上がってきました。昨今の食卓には肉料理や乳製品、パンなどの洋風メニューが並び、し好品のジュース

やアルコール類、ドリンク類、そして輸入食品も多種多様に登場。気がつくと、日本に昔からあった優れた食文化が消えつつあります。

時代を振り返ると、１９７０年代後半がこの始まりのようです。それ以前の食卓は、和風メニューが中心で主食はご飯。肉より魚料理のほうが多く、油脂の使用量も少なめでした。調味料もしょうゆやみそなど発酵・熟成させたものを使ったシンプルな味つけが特徴です。

私はこれまで「健康は毎日の食卓から」を合言葉として、ご飯と野菜たっぷりのおかずを中心に、多くの料理をご紹介してきました。少し前の時代の日本の食事といえますが、ここには先人の「食の知恵」が詰まっていて、「食養生」の考え方とも重なります。食養生とは、だれもがおいしく食べて、元気で健康に過ごせる家庭料理のこと。簡単で、素材の持ち味をしみじみと味わえるものばかりです。ぜひ、お試しください。

梅﨑和子

目次

○計量の単位
1カップ…200mℓ
大さじ1…15mℓ
小さじ1…5mℓ
1合…180mℓ

ようこそ！ 1

いまの時代に合った「食養生」で体の調子をととのえましょう

食養生は、おいしく食べて毎日を元気に過ごせる家庭料理。
昔から日本人の健康を支えてきた優れた食文化です。
この考え方をお伝えし、いまの時代に合った料理を、
「重ね煮」という調理法とともにご紹介します。

「食養生」とは食べて体の調子をととのえること

「いつも疲労感があって不調」、「冷えがつらい」、「肩こりがひどい」、さらに不眠、イライラ、便秘、風邪をひきやすい、下痢気味……と悩める声は続きます。病院に行くほどではないけれど、体は確かに不調。これは心身から発せられたＳＯＳで、東洋医学でいうところの「未病《みびょう》」です。病気になる以前の予兆といえますが、放っておかずに、体調をととのえることから始めましょう。

体の不調の原因の多くは食生活の乱れ、さらに生活習慣や働き方に問題があることも。とくに食生活では暴飲暴食や偏った食事をしていませんか。これが続けば体の中のバランスは崩れ、ＳＯＳが出るのは当然。まずは体にやさしく、胃腸に負担のかからない食事をとることが大切です。

そこでお伝えしたいのが、昔から日本人の食生活に根づいてきた食養生という考え方。江戸時代に登場した貝原益軒《かいばらえきけん》の『養生訓』をはじめ、多くの健康書がこのルーツで、病気やけがをしないようにと、暮らしの中で守りたい「養生」の知恵が書かれています。不調を感じたとき、薬に頼る前に食事を引き算して消化のよいおかゆで胃腸を休めたり、くず湯を飲んで体を温めながら、ゆっくり休むことの大切さを伝えますが、現代を生きる私たちにも、そのまま当てはまる予防医学です。

本来、私たちの体には病気やけがを治そうとする回復機能「自然治癒力」があります。食養生はこの力をゆっくり引き出すもので、キッチンはいわば「家庭の薬局」。29ページから始まる料理では、食材が持つ力強いパワーもご紹介していきます。

「重ね煮」で作る陰陽調和料理は現代の養生食

心身の不調はどこからくるのでしょう。本書は古代中国の自然哲学に基づく「陰陽」思想から説き起こします。これは宇宙全体を一つのまとまりある存在とし、森羅万象、命あるものすべては陰と陽の対照的なエネルギーで成り立つというものです。たとえば暑い夏は「陽」、寒い冬は「陰」。明るい昼は陽、暗い夜は陰、さらに天と地、動と静、火と水というように、自然界のすべてに陰陽の対立した要素があり、両者は常に変化し影響しあって微妙なバランスを生んでいると考えます。

私たちの体の中にも陰陽は存在し、健康で元気なときは陰陽バランスがとれていますが、このバランスが崩れると、心身の不調を感じるようになります。

さらに食材にも陰と陽があります。まずは野菜の陰陽から。野菜は「土」がキーワードです。土の上で育つ野菜は陰性で、遠心性のエネルギーを持ち、広がって大きくなり上昇します。葉菜、果菜、花菜などですが、水分が多く体を冷やす作用があり、ビタミン類を多く含むのが特徴です。夏に出回るトマト、なす、きゅうりなどは、暑さから体を守る野菜として理にかなっています。

土の中で育つ野菜は陽性で、求心性のエネルギーを持ち、縮まって小さくなり下降します。いも類、根菜類などですが、水分が少なく体を温める作用があり、ミネラルを多く含むのが特徴です。冬に出回るいもや根菜は、寒さから体を守る野菜として理にかなっています。

穀物の玄米や米は陰陽バランスのとれた中庸で、動物性の肉類、魚介類は陽性です。

「重ね煮」で陰陽を調和し、体の中のバランスも改善

重ね煮とは、食材の陰陽の性質に合わせて鍋の中に重ねていき、陰と陽を調和させる調理法です。基本は下の図の通り。下から陰の食材、陰の野菜、続いて陽の野菜を重ね、次に中庸の穀物、最上段が陽性の魚介や肉になります。

これでなぜ陰陽が調和するのでしょうか。鍋に少量の「さそい水」を加えてふたをし、点火すると、熱の対流が起き、食材も本来のエネルギーを発揮。陰のエネルギーは上昇、陽のエネルギーは下降して対流し、互いに影響しあって統合。鍋の中で陰陽調和がはかられます。

さて、体の不調は陰陽バランスが崩れたときに起きるとお伝えしました。これを改善するには、陰陽が調和した重ね煮料理を食べ、体の中から体調を立て直すことが大切です。

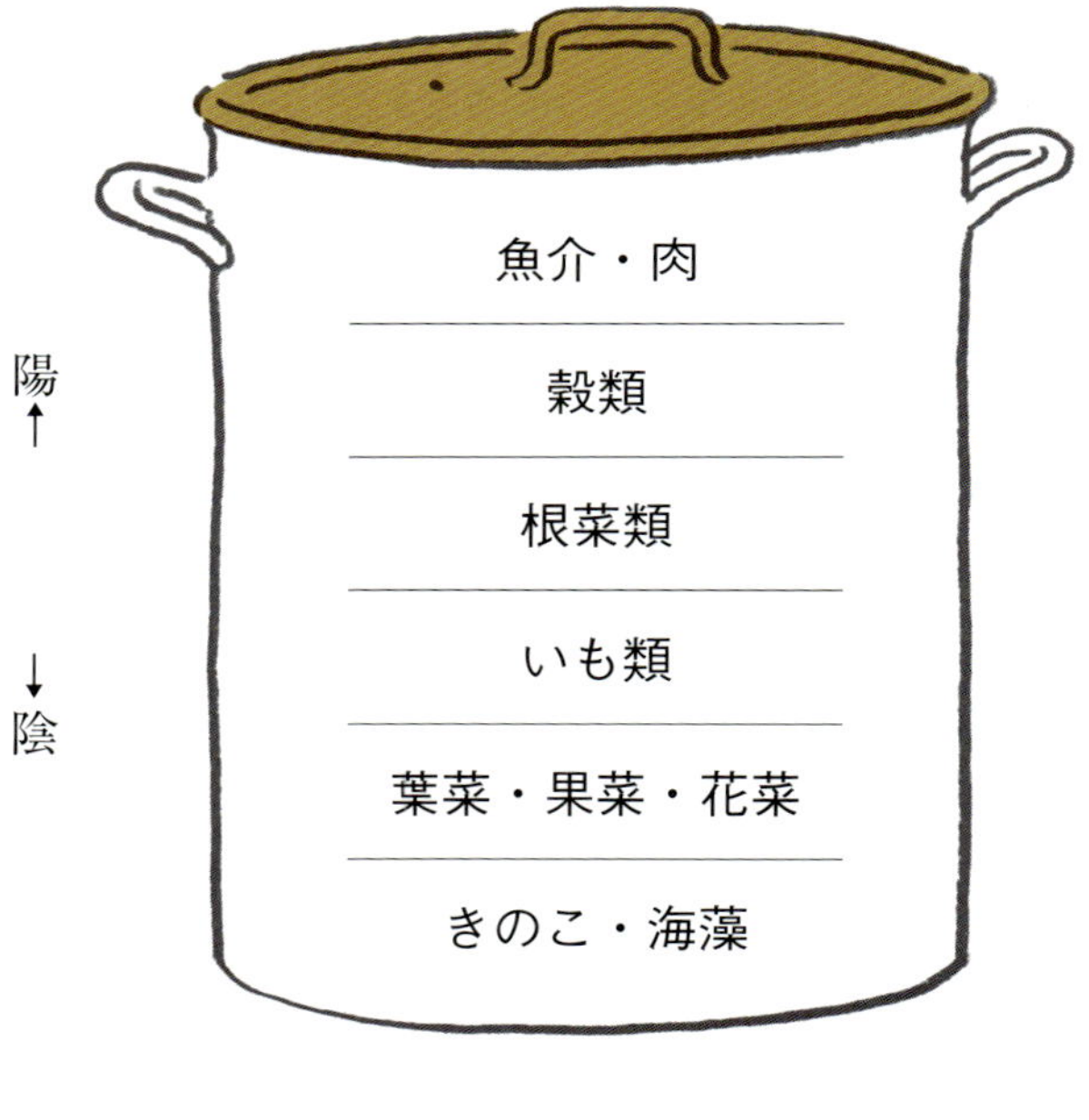

基本の重ね方

「重ね煮」は旬の野菜を上手に使って作ります

夏の野菜は体を冷やし、冬の野菜は体を温める働きがあるとお伝えしました。さらに春先に出回る山菜は特有の苦みや香り、アクなどで冬の間に鈍った体を目覚めさせてくれます。また秋に出回る米や穀物、いも類、栗などは糖質たっぷり。これは冬に備えて、夏の間に消耗した体へ糖質を補給してくれます。旬の野菜は、体の陰陽バランスをととのえるばかりでなく、季節の変化にも適応できるように働いてくれるわけです。

また陰陽調和料理では「身土不二《しんどふじ》」、「一物全体食《いちぶつぜんたいしょく》」という考え方もあります。身土不二とは、私たちの体と生まれ育った土地は同じ性質を持ち、切り離すことができないというもの。地元でとれる旬の食材を食べ、伝統食や郷土食の知恵を見直す大切さも伝えます。

一物全体食とは、どんな食材もそれぞれ陰陽のバランスがとれて存在するという考え方です。捨てる部分はなく、野菜なら皮をむかずにアク抜き、アク取りもしない全体食をすすめます。野菜を丸ごと食べることで、その持ち味や風味、旨み、栄養、エネルギーなどすべてを体に取り入れます。

なお材料となる野菜は、16ページからご紹介する玄米も含めて、できれば無農薬、減農薬、有機栽培などで育てられたものを選びましょう。

「重ね煮」で基本の野菜スープを作りましょう

ここからは実際の重ね煮をご紹介しながら、陰陽調和料理を作ります。まず初めは、最も基本的な野菜スープです。材料を切って、鍋の中に陰の材料から順に重ね入れていくだけ。野菜ならではの甘みや風味、旨みが引き出されてやさしい味わいです。ヘルシーで、野菜が持つ栄養や免疫力、抗酸化力なども期待できます。

なお使う鍋は、ふたがぴったり閉まるものならＯＫです。煮物や炊飯にとくにおすすめなのが、熱回りが均一で穏やかなステンレス製の多層鍋や土鍋など。

調味料の塩、しょうゆ、みそ、酢などは、昔ながらの製法や醸造法で造られたものを選びましょう。

根菜、葉菜、きのこ、
海藻が入り、その滋養は
スーッと心身に広がります

基本の野菜スープ

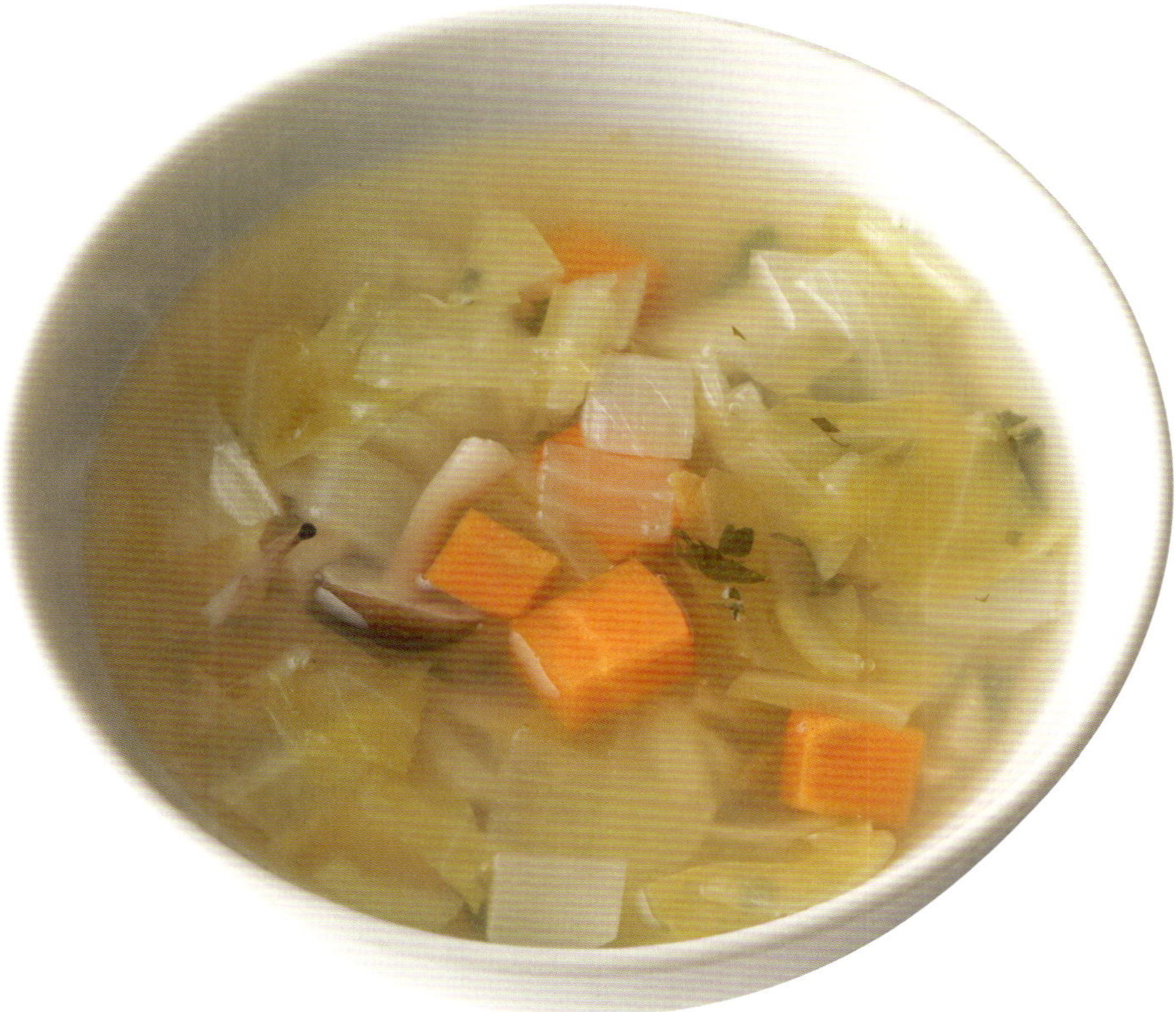

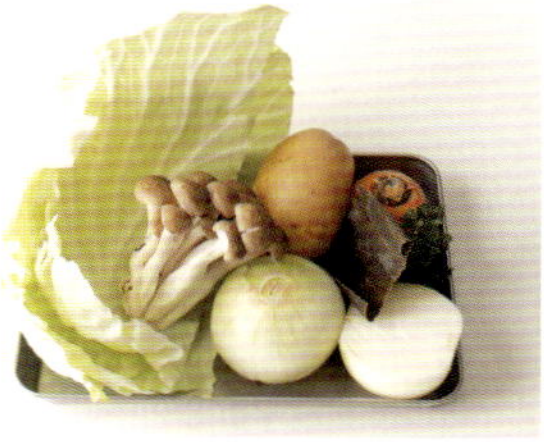

材料をそろえて洗う

根菜は皮をむかないのでよく洗い、葉物は根元を広げながら汚れを洗い流します。ただし、じゃがいもは芽の部分を取り除き、皮がいたんでいたらむきます。キャベツや白菜の内側の葉はきれいなので洗う必要はありません。

まな板と鍋を用意し、同じ大きさに切りながら順に鍋に入れていく

材料を切る前にまず、まな板のそばに鍋を置きます。切るときは下図の下、陰の材料から順に陽の材料へと切りながら、鍋に次々と重ねていきます。切り方はほぼ同じ大きさにするのがポイント。

材料（3 ～ 5人分）

- ○にんじん…$\frac{1}{3}$本（50g） ⇒1㎝角に切る
- ○玉ねぎ…1 ～ 1$\frac{1}{2}$個（ 200g） ⇒1㎝角に切る
- ○じゃがいも…1個（150g） ⇒1㎝角に切る
- ○パセリ…1本 ⇒葉は刻み、軸はそのまま入れる
- ○キャベツ…2 ～ 3枚（120g） ⇒1㎝の色紙切り
- ○しめじ…$\frac{1}{2}$パック（50g） ⇒石づきを切り落として小房に分ける
- ○だし昆布…5㎝角1枚 ⇒1㎝角に切る

- ○塩…小さじ1
- ○しょうゆ…小さじ1弱
- ○水…3 ～ 4カップ

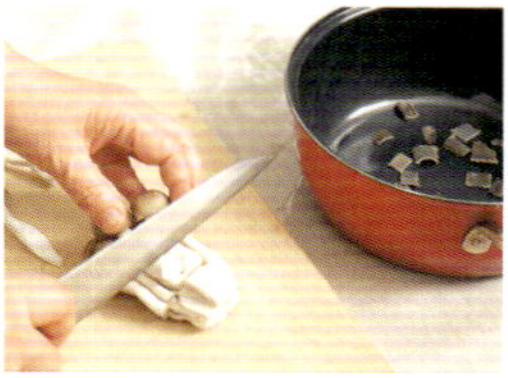

1 だし昆布は切って鍋底全体に散らす。しめじはほぐして適宜に切り、鍋全体に散らす。

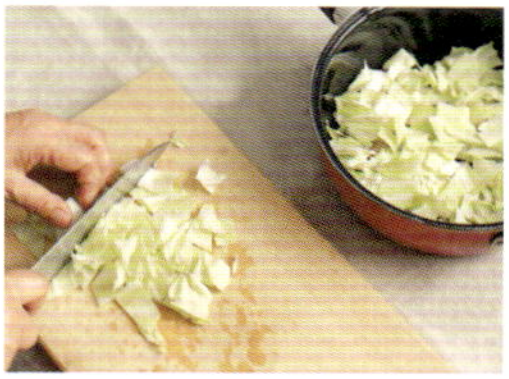

2 キャベツも切りながら、しめじの上全体に散らしていく。

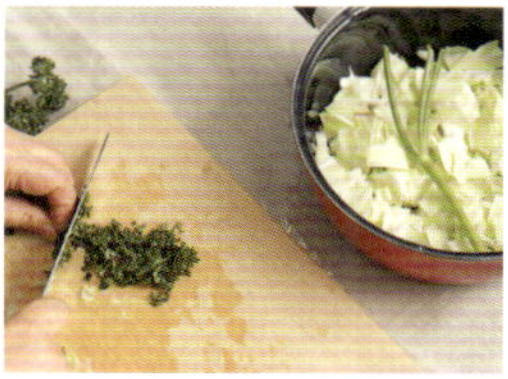

3 パセリの軸をのせ、さらに刻みパセリを散らす。

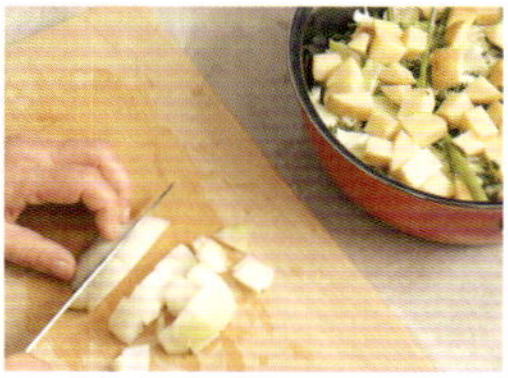

4 じゃがいもを切って上に散らし、玉ねぎも切って全体に散らす。

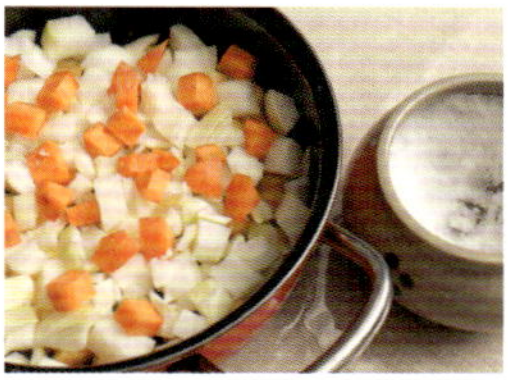

5 最後ににんじんを切って散らし、一つまみの塩（かくし塩）を全体にふる。

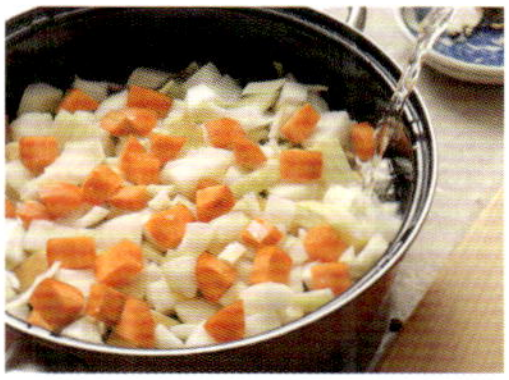

6 水を鍋の八分目ほど加えてふたをし、強火にかける。

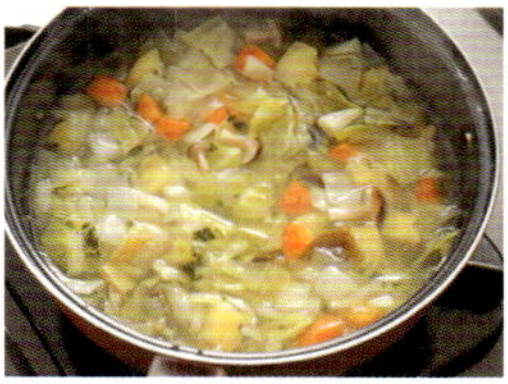

7 煮立ってよい香りがしてきたら弱火にし、野菜がやわらかくなるまで10分ほど煮る。パセリの軸を取り出して全体を混ぜ、残りの水を加えながら好みの濃度にする。残りの塩としょうゆで調味すればでき上がり。

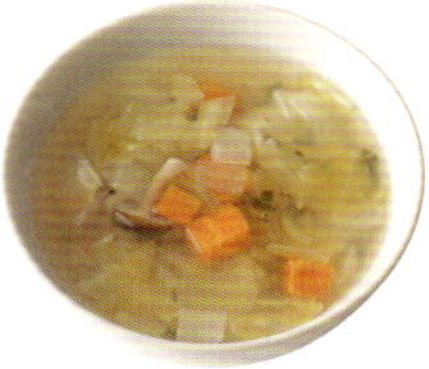

たっぷりの野菜で作る基本のスープは、滋味に富んでしみじみとしたおいしさ！

ようこそ！2

主食をきちんと食べましょう

「一汁二菜」が食事の基本。
この土台となるのが、ご飯です。そして汁物と主菜・副菜を添えます。
主食の米は、陰陽の調和がとれて栄養的にも申し分なし。
体にエネルギーを与えてくれる大きなパワーがあります。

主食に、玄米が中心の食事を考えます

かつて日本の食卓には、まずご飯がありました。米は陰陽のバランスがとれ、栄養価や生命力の面でも優れたパワーの持ち主です。とくに外側の籾殻《もみがら》だけを除いた玄米は、一物全体食から見ても理想の食材。炭水化物、ビタミンB群、ミネラル、食物繊維、たんぱく質などを豊富に含みます。適当な量の水と光があれば発芽し、根が伸びる生命力もあり、まさに「生きている米」。私たち日本人のソウルフードといっても過言ではありません。

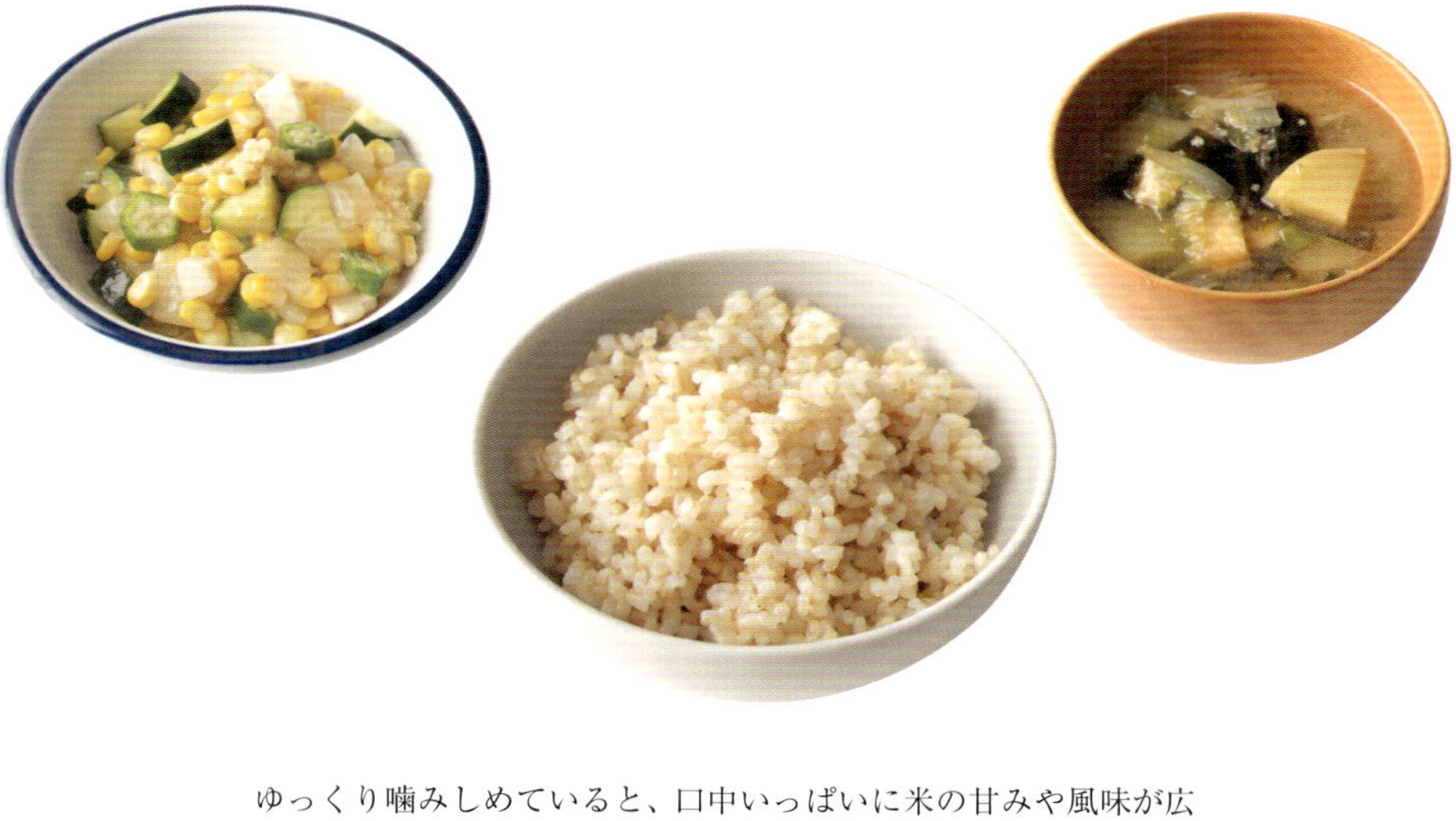

ゆっくり噛みしめていると、口中いっぱいに米の甘みや風味が広がる玄米ご飯。滋味あふれる食材であることを実感できます。副食として野菜・海藻・豆などの汁物やおかずを添えれば十分！

まずは炊飯器で、玄米ご飯を炊きましょう

玄米は圧力鍋や土鍋で炊くもの、と思っている人が少なくありません。でも、じつは毎日使っている電気炊飯器の「玄米モード」で十分においしい玄米ご飯が炊き上がります。

むしろ大切なのは浸水時間。玄米を洗って分量の水を加えたら、夏は3〜5時間、冬は8〜10時間浸しておきます。とくに冬場は気温や水温によって浸水加減が違うため、できれば一晩浸水するのが理想です。

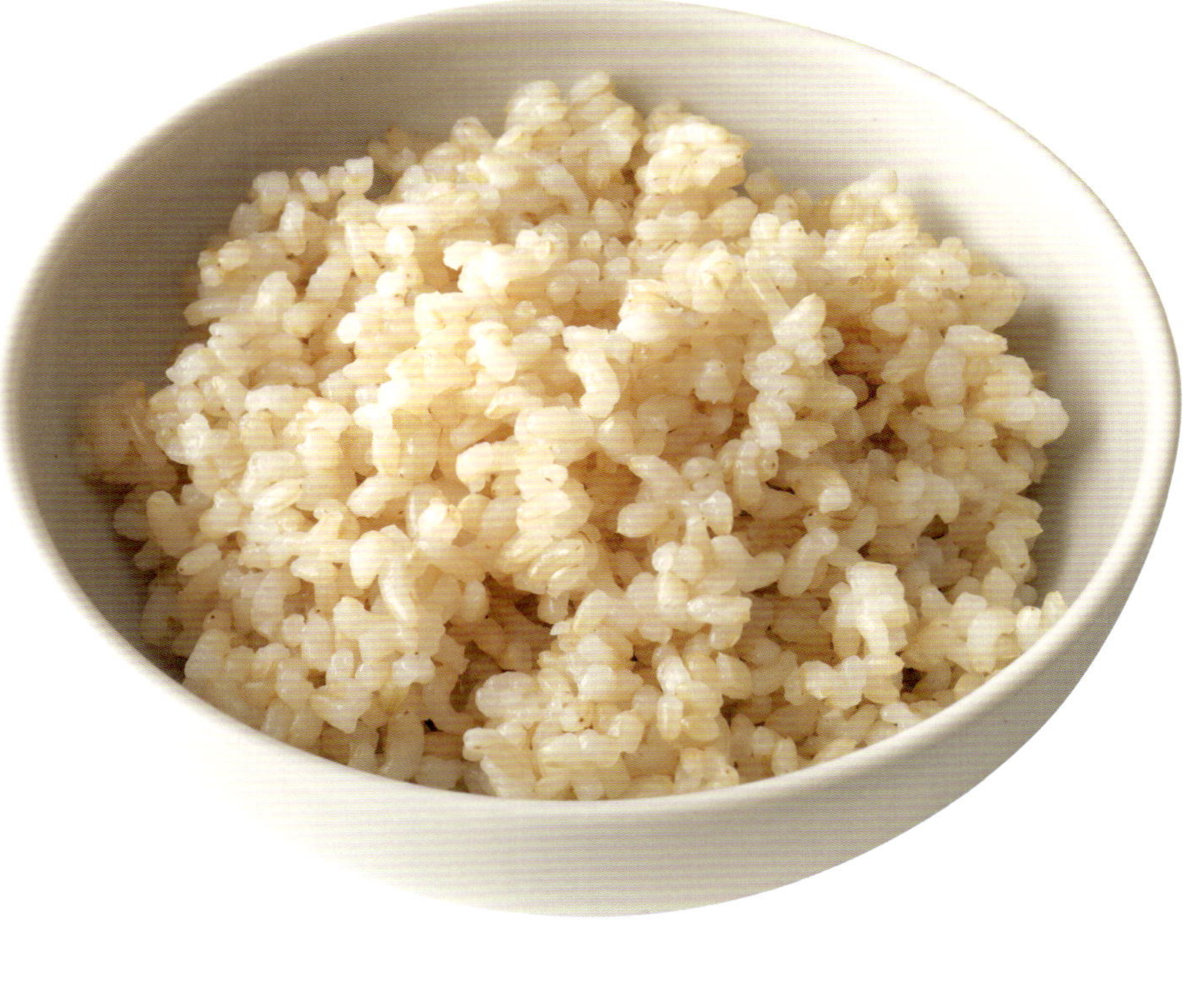

基本の玄米ご飯

材料（作りやすい分量）

○玄米…２合

○水…米の1.5倍

○塩…少々

1
米は洗って水けをきり、炊飯器の内釜に移す。分量の水に夏場は3～5時間、冬場は8～10時間つける。

2
塩を加え、玄米モードで炊く。炊き上がったら10分ほど蒸らす。

3
全体をさっくり混ぜて余分な水分を飛ばす。このままでもおいしいが、保温のまま1～3日おくと、さらにおいしく変化する。

☑
数日間、保温しながら食べる玄米ご飯は、あっさりして甘みも増し、食べやすくなります。

☑
玄米にあずきを入れたご飯もヘルシーです。分量は玄米1.7合、あずき0.3合をいっしょに洗い、1.5倍の水加減にし、塩を加えて同様に炊きます。あずきはおかゆ（→22ページ）にも。

玄米がゆ・玄米クリーム

次は厚手の鍋でコトコト炊く玄米がゆ

玄米のおかゆやクリームは消化がよく、滋養たっぷりで、体に負担がかかりません。ポイントは玄米を炒ってから炊くこと。体を温め、体力を養う効果もあります。食べすぎ、胃が重い、胃腸の働きが弱っていると感じたとき、また病後や術後の回復食としてもおすすめです。

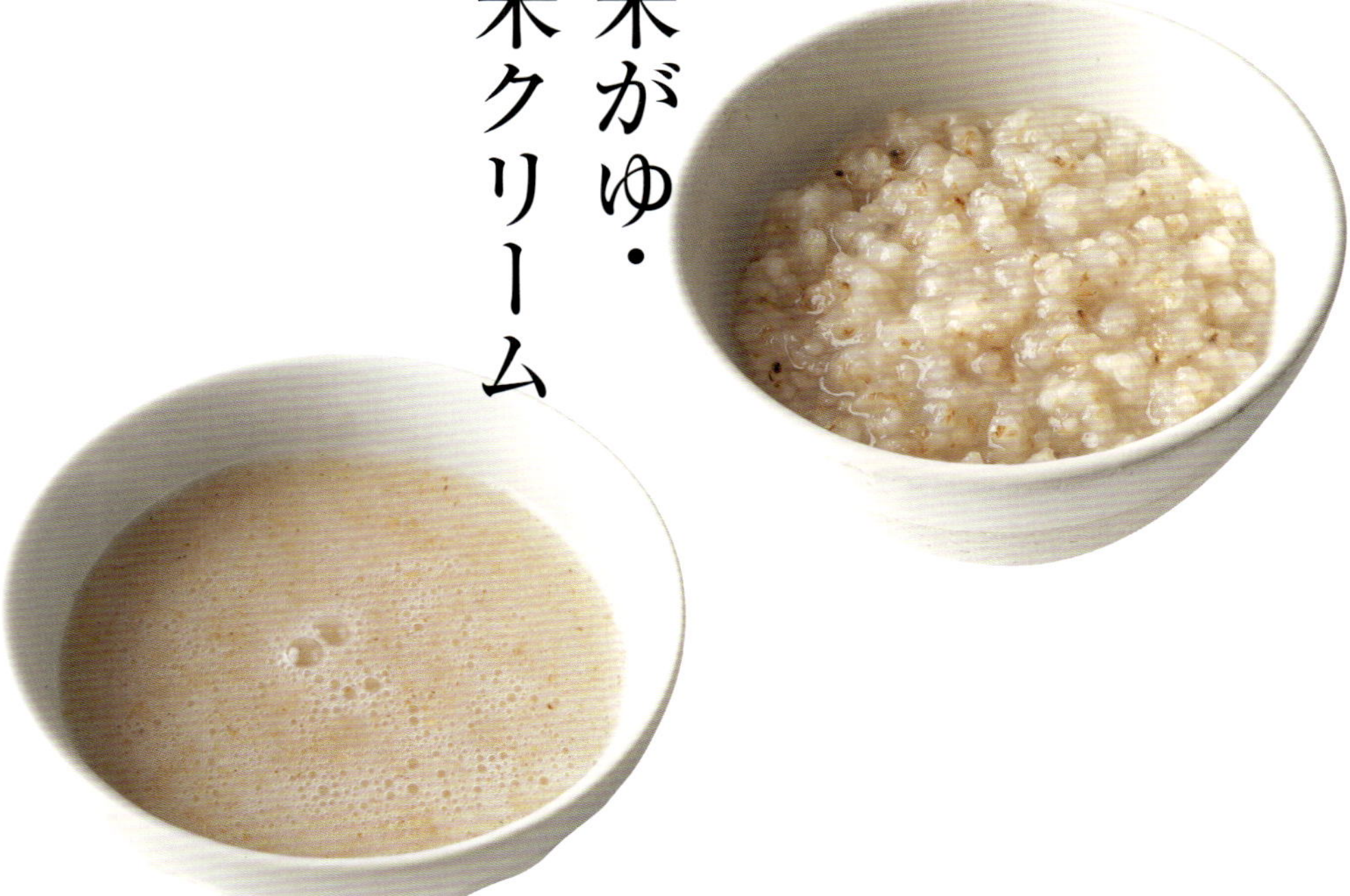

材料（作りやすい分量）

○玄米…0.5合

○水…米の8 〜10倍

○塩…小さじ1弱

1 分量の水を厚手の鍋に入れ、強火にかけておく。

2 玄米はきつね色に炒って炒り玄米を作る。玄米は洗わずにフライパンか厚手鍋に入れ、強火で全体を混ぜながら1〜2分香ばしく炒る（a）。

3 **1**の湯が沸騰したら、すばやく**2**を入れる。塩少々を加えてふたをし、弱火で1時間ほど炊く。途中、ふたを開けないこと。

4 米粒がやわらかくふっくらとなったら、よく混ぜてとろみを出す（b）。

5 玄米クリームは、**4**の粗熱を取ってミキサーにかけ、なめらかになるまで撹拌する。

6 **5**を鍋に移して再び火にかけ、湯を適量加えて好みの濃度にのばす。味をみて、薄い塩味にととのえる。

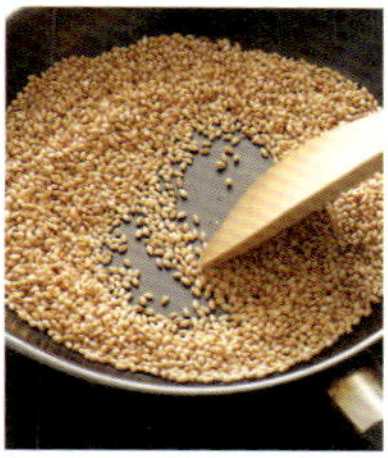

炒り玄米を作る

a　玄米がきつね色になったら、炒りすぎないように、手早く器に移す。

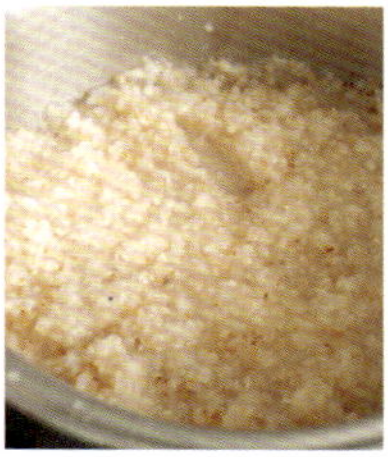

b　弱火でじっくり炊くと米粒がはじける。

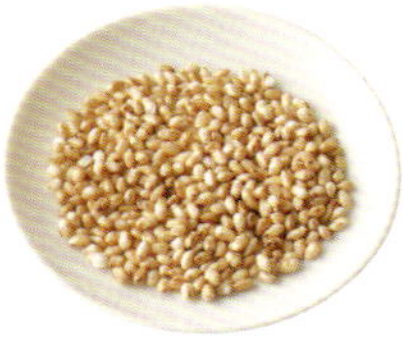

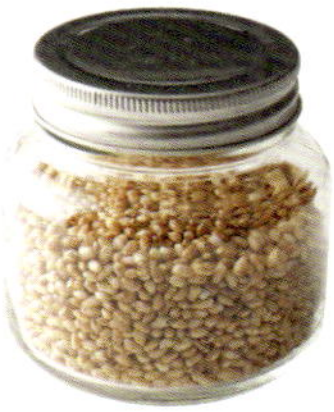

保存はビンで

米粒がふっくらして透明感がなくなったら、でき上がり。果皮がはじけてもよい。多めに作っておくと、体調に合わせておかゆにしたり、分づき米に加えたりできる。ビンに入れて保存すれば、1週間は大丈夫。

さらにあずきを加え「おめでとう」というおかゆに

「おめでとう」とは「玄米とあずきのおかゆ」のことです。昔から食されてきた養生食の一つで、名前は「病気が治っておめでとう」、「病気にならずにおめでとう」の意味とか。

あずきは利尿作用と解毒作用を持ち、体調をととのえて疲労物質を取り除きます。

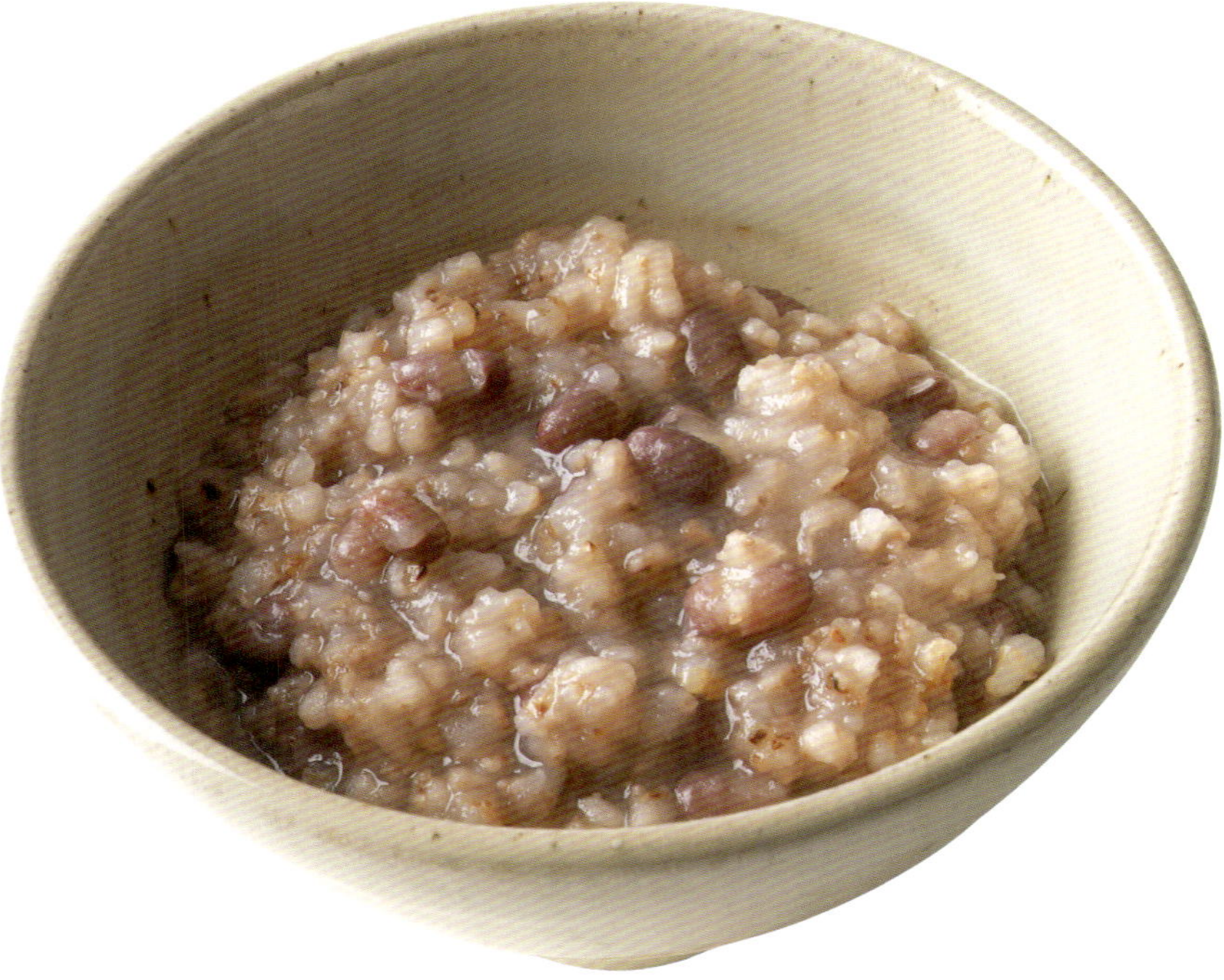

玄米とあずきのおかゆ

材料（作りやすい分量）

- ○炒り玄米…0.5合
- ○あずき…0.2合強
- ○水…5カップ
- ○塩…小さじ1/2弱

1
分量の水とあずきを鍋に入れ、火にかける。

2
玄米は炒って炒り玄米（→玄米がゆの作り方2参照）にし、1に加える。塩少々も加えてふたをし、弱火で1時間ほど炊く。

3
米粒がはじけてふっくらとしたところで塩を加え、全体を混ぜて薄い塩味にととのえる。混ぜることにより、ほどよいとろみと穀物の甘みが出ておいしくなる。

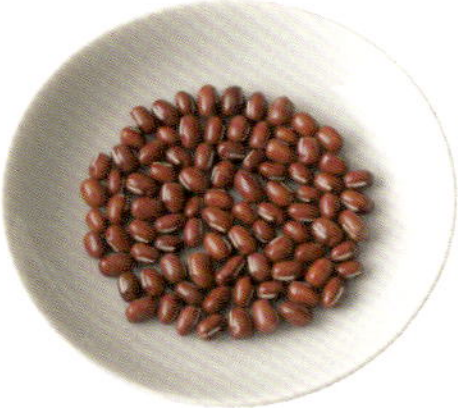

あずき
「疲労回復ビタミン」ともいわれるビタミンB_1が豊富で、体内の水のめぐりをよくし、利尿作用や解毒作用にも働く。むくみの改善や吹き出物、肌荒れ、便秘などに効果的。

玄米が苦手なら五分づき米からスタートしてもいいでしょう

これまで主食として、玄米ご飯や玄米のおかゆをご紹介してきました。ただ玄米を食べ慣れない人、苦手な人、胃腸が弱くて食べにくいと感じる人は、無理することはありません。玄米は三分づき、五分づき、七分づき、白米と、精米機で好みの状態の分づき米にして食べやすくすることが可能です。

また肉料理や揚げ物などボリュームたっぷりのおかずには、あっさりした分づき米を、野菜や魚料理には玄米を、と食味や食感の違いを楽しめるのも、ご飯ならでは。

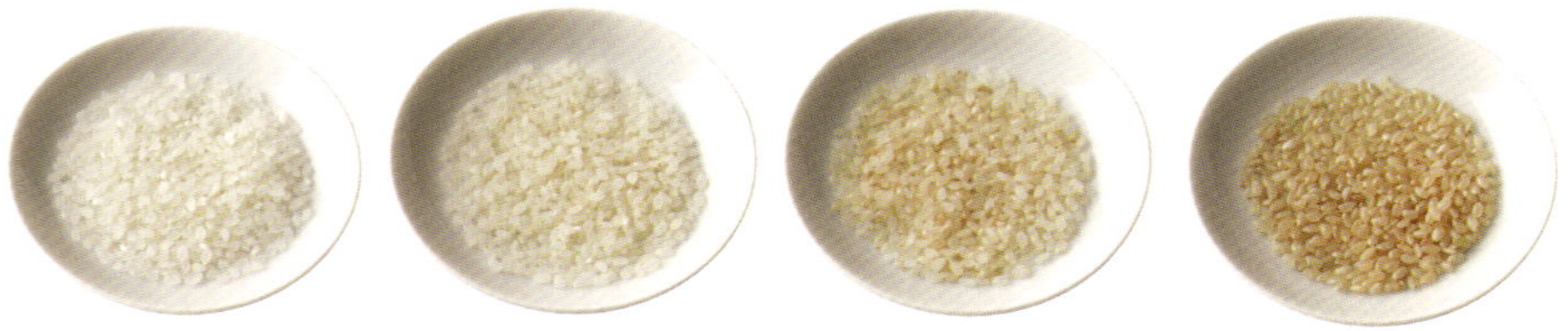

玄米
籾殻だけを除いたもので、ぬか（果皮と種皮など）や胚芽には炭水化物、ビタミンB群、ミネラル、食物繊維、たんぱく質などが豊富。養生食の王様。よく噛んで食べたい。

五分づき米
玄米からぬかと胚芽を50％除いたもの。五分づき米は食べやすく、雑穀や豆類と合わせてもおいしい。なお三分づき米は30％除いたものなので、食味や色はより玄米に近い。

七分づき米
玄米からぬかと胚芽を70％除いたもの。さらに食べやすくなるので、胃腸が弱い人などは七分づき米からスタートしても。

白米
精白米ともいい、玄米からぬかと胚芽をすべて除いたもの。病後や術後などは、体調に合わせて白がゆからスタートしても。なお胚芽精米は、玄米から胚芽を残して精白したもので、ビタミンが豊富。

五分づきご飯

玄米のよさを残しつつも、食べやすくてさっぱりした食味。白米を食べてきた人にとっても、ご飯の甘みと旨みを実感できます。

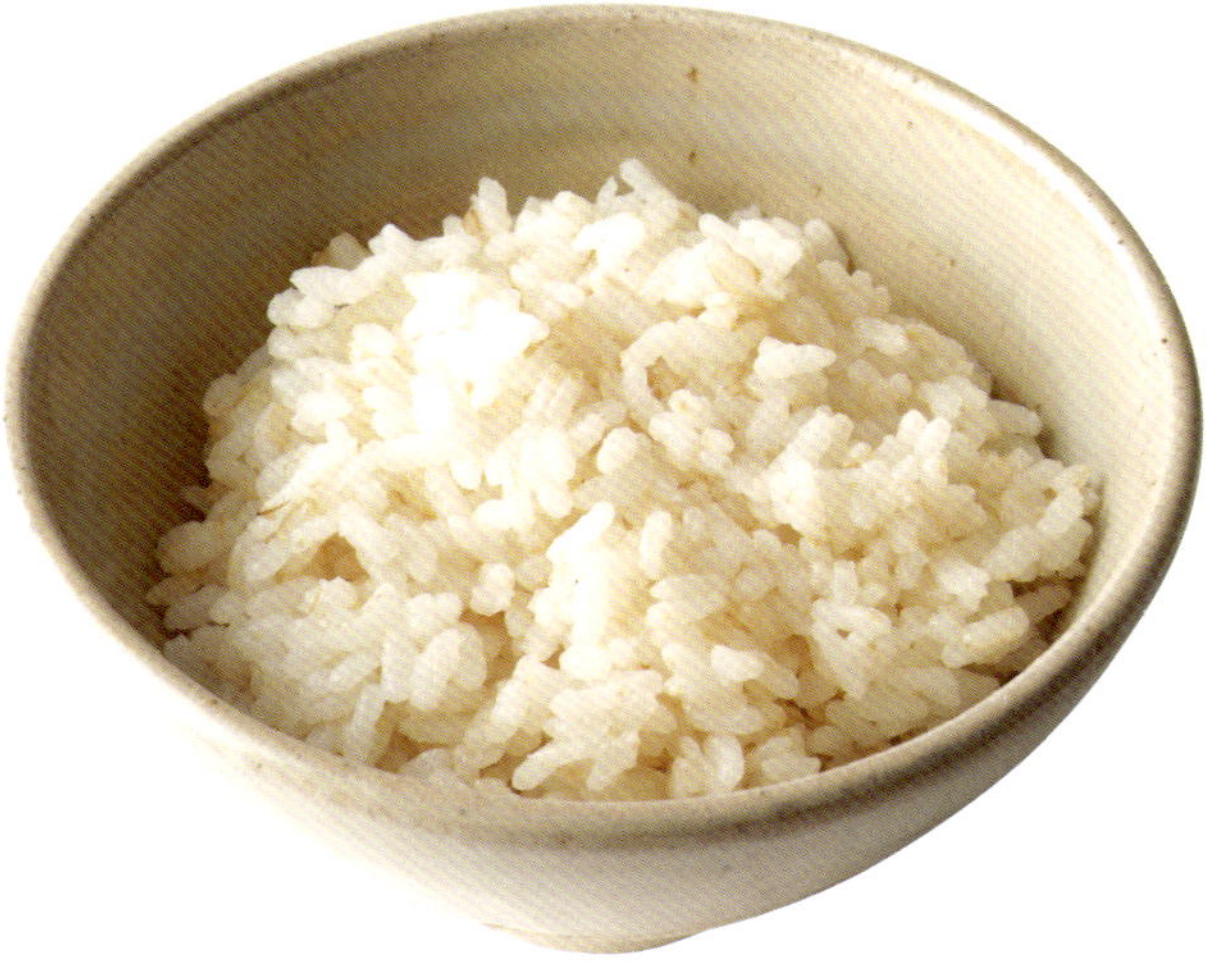

材料（４人分）

○五分づき米…２合

○水…1.2倍強

1 米は洗って分量の水に30分以上つけておく。

2 炊飯器で普通に炊き、炊き上がったら10分ほど蒸らして全体をさっくりと混ぜる。

麦ご飯

五づき米に押し麦を入れることで、さっぱりした触感が生まれ、熱を取り除いて体を涼しくする効果も。

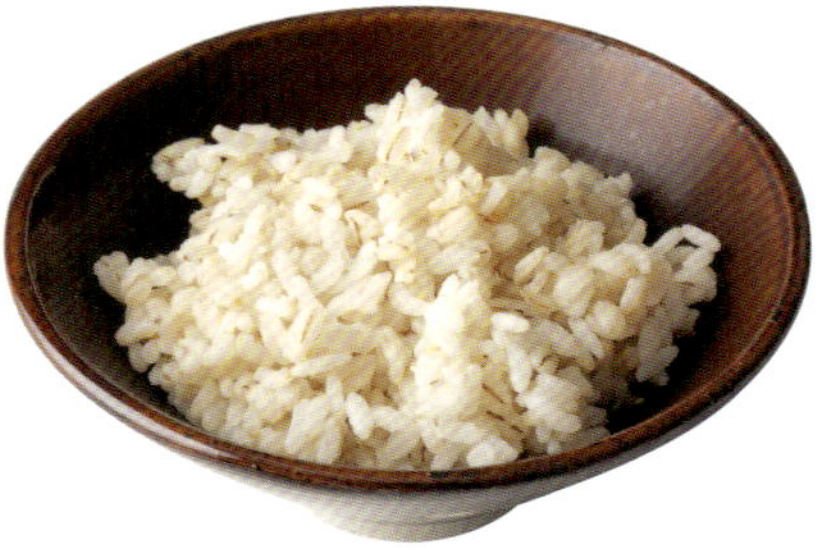

材料（４人分）

- ○五分づき米…１合
- ○押し麦…１合
- ○水…全量の1.2倍

1 米と押し麦はいっしょに洗い、分量の水に30分以上つけておく。

2 炊飯器で普通に炊き、炊き上がったら10分ほど蒸らして全体を混ぜる。

炒り玄米ご飯

五分づき米に、香ばしく炒った「炒り玄米」を合わせて炊いたご飯。食べやすく、消化吸収もいいので胃腸への負担も軽くなります。

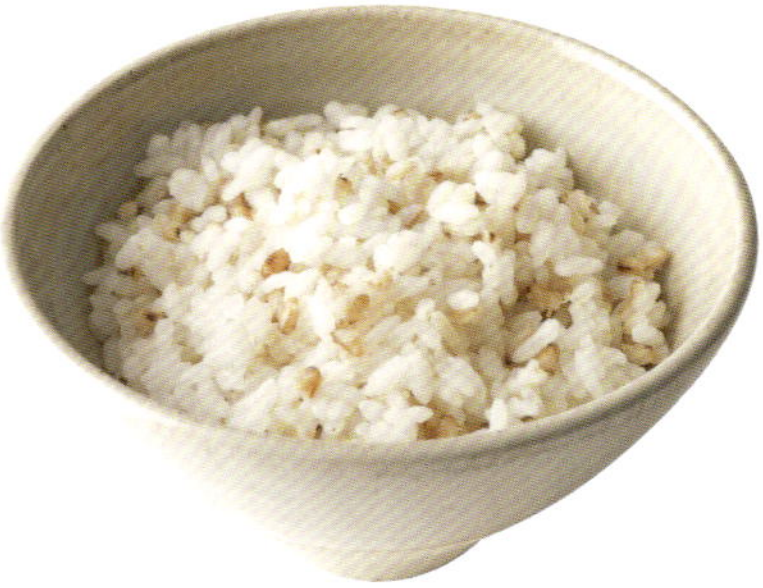

材料（４人分）

- ○五分づき米…1.6合
- ○炒り玄米…0.4合
- ○水…全量の1.2倍

1 米を洗い、分量の水に30分以上つけておく。

2 **1**に炒り玄米（↓21ページ参照）を加えて炊飯器で普通に炊き、10分ほど蒸らす。

玄米はさらに炒ると、お茶や頼もしい「風邪薬」にも

玄米が持つパワーはまだまだあります。「炒り玄米」を、さらに炒ると香ばしい「玄米茶」となり、続けて炒って「玄神《げんしん》」にすると風邪のひき始めの解熱剤として効果的に働きます。

玄米茶

炒り玄米をさらに炒って、麦茶くらいの色になったらでき上がり。お茶としてだけでなく、発熱や具合がすぐれないとき、母乳不足の子どもの水分補給やむくみ改善にも適します。

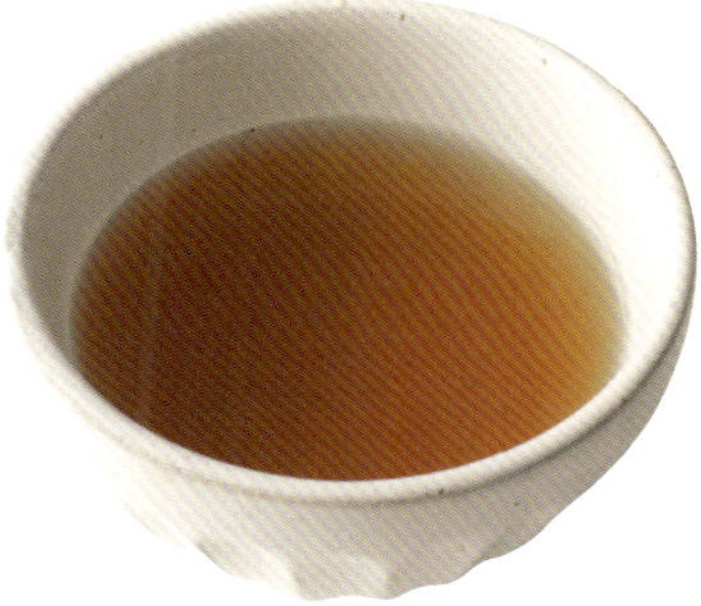

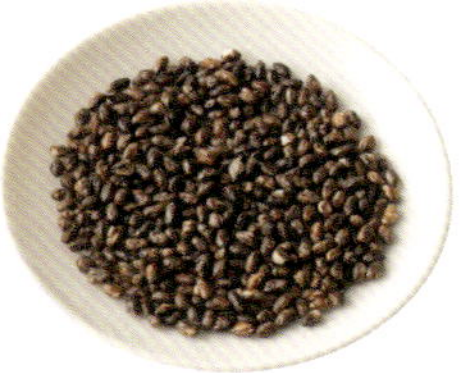

炒り玄米はきつね色からさらに炒り、麦茶のようになったらでき上がり。ただし玄米は炒ると酸化が早まるので、ビンなどに保存して、1週間程度で使い切りましょう。

材料

○玄米…大さじ2

○水…7〜8カップ

1 玄米は洗わずに、フライパンか厚手の鍋に入れて強火で炒る。米粒がはねてきたら中火にし、まんべんなく混ぜながら炒る。麦茶くらいの色になったらでき上がり。火からおろして器に移しておく。

2 分量の水を沸騰させ、**1**を加えて約10分、米粒が開くまで弱火で煮出す。

玄神

風邪の発熱や諸症状にまずは玄神を。強い陽性のパワーがあり、湯呑みで一杯（3/4カップ）ほど飲むと、たいていは改善します。体が冷えたときにもおすすめ。

なお玄神、玄米茶とも煮出し終わったら、すぐにこす。

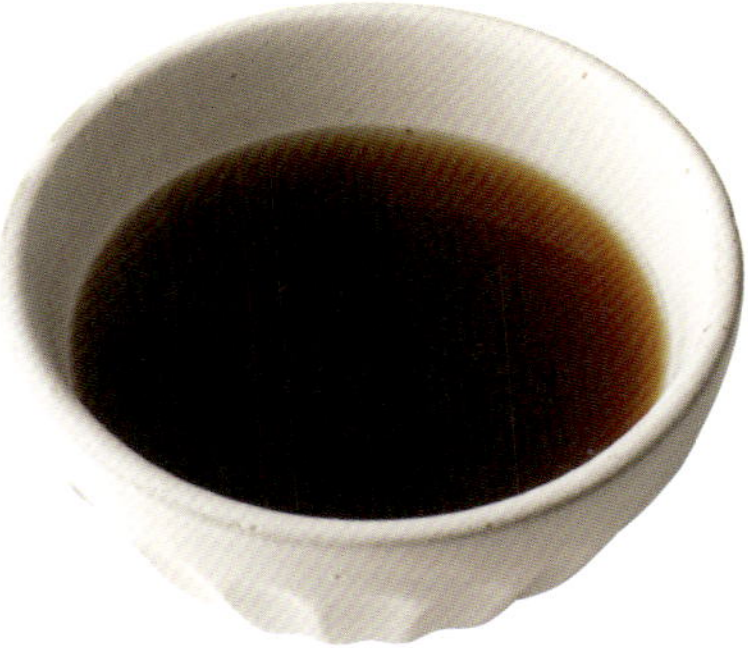

材料

○玄米…0.5合

○水…4カップ

1 玄米は洗わずに、フライパンか厚手の鍋に入れて強火で炒る。米粒がはねてきたら中火にし、まんべんなく混ぜながら炒る。煙が出て米粒が真っ黒になり、粘りが出てきたらでき上がり。火からおろして器に移しておく。

2 分量の水を沸騰させ、**1**を加えて約10分、弱火で煮出す。

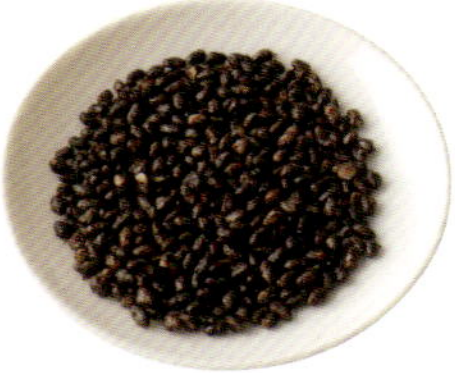

炒り玄米は、玄米茶の色からさらに炒り、真っ黒な色になったらでき上がり。

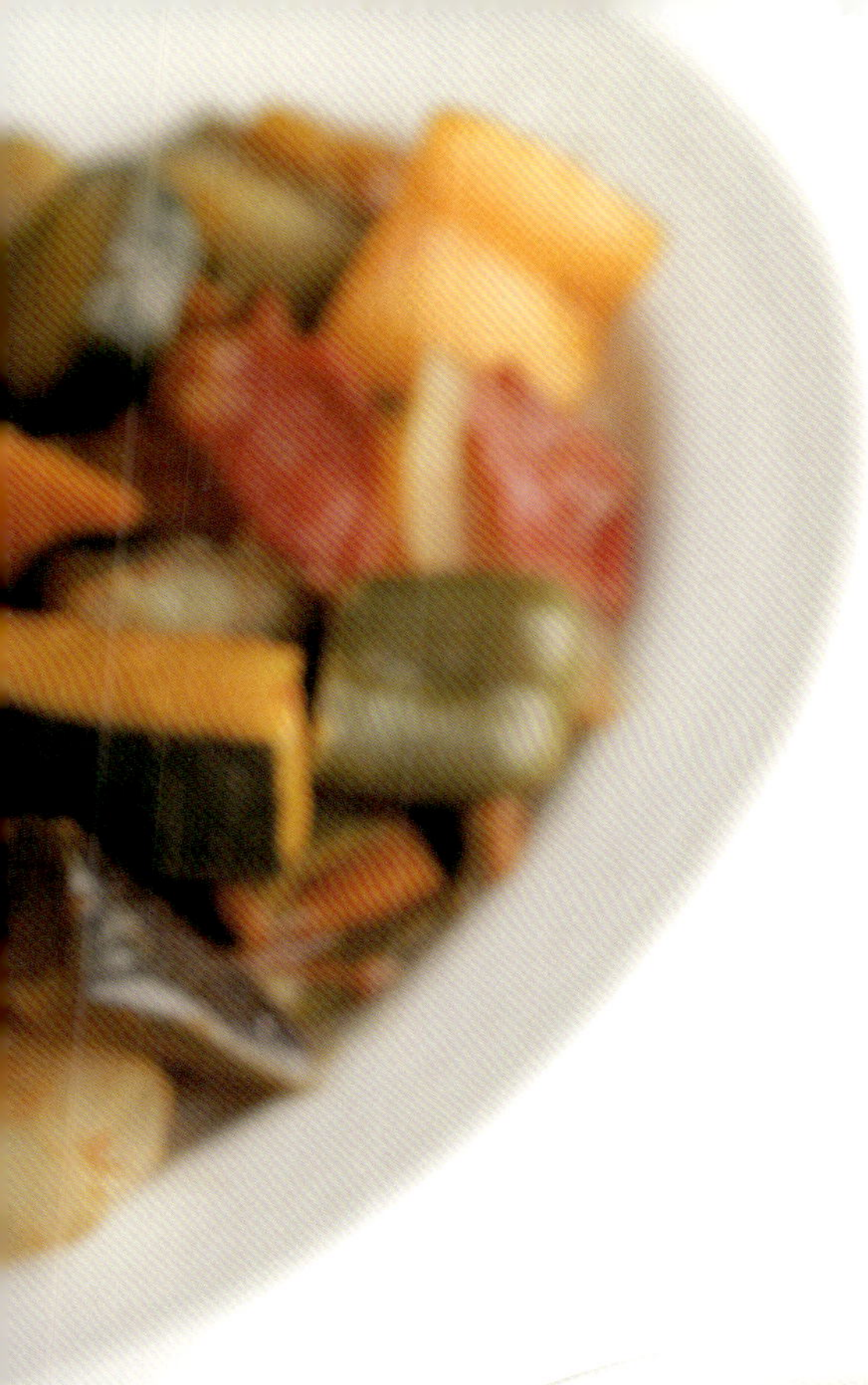

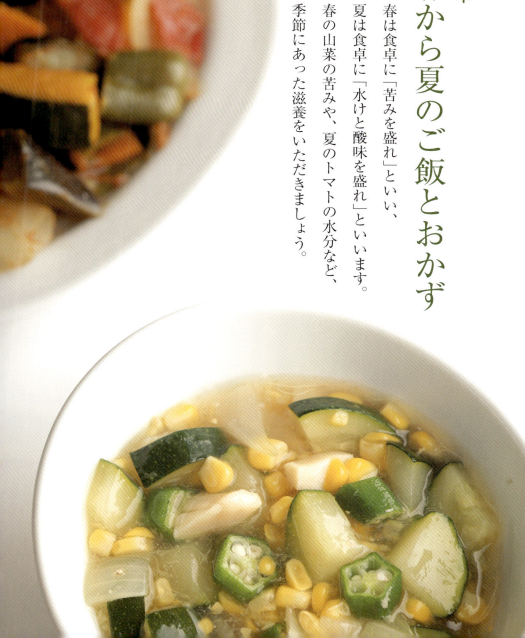

1章

春から夏のご飯とおかず

春は食卓に「苦みを盛れ」といい、
夏は食卓に「水けと酸味を盛れ」といいます。
春の山菜の苦みや、夏のトマトの水分など、
季節にあった滋養をいただきましょう。

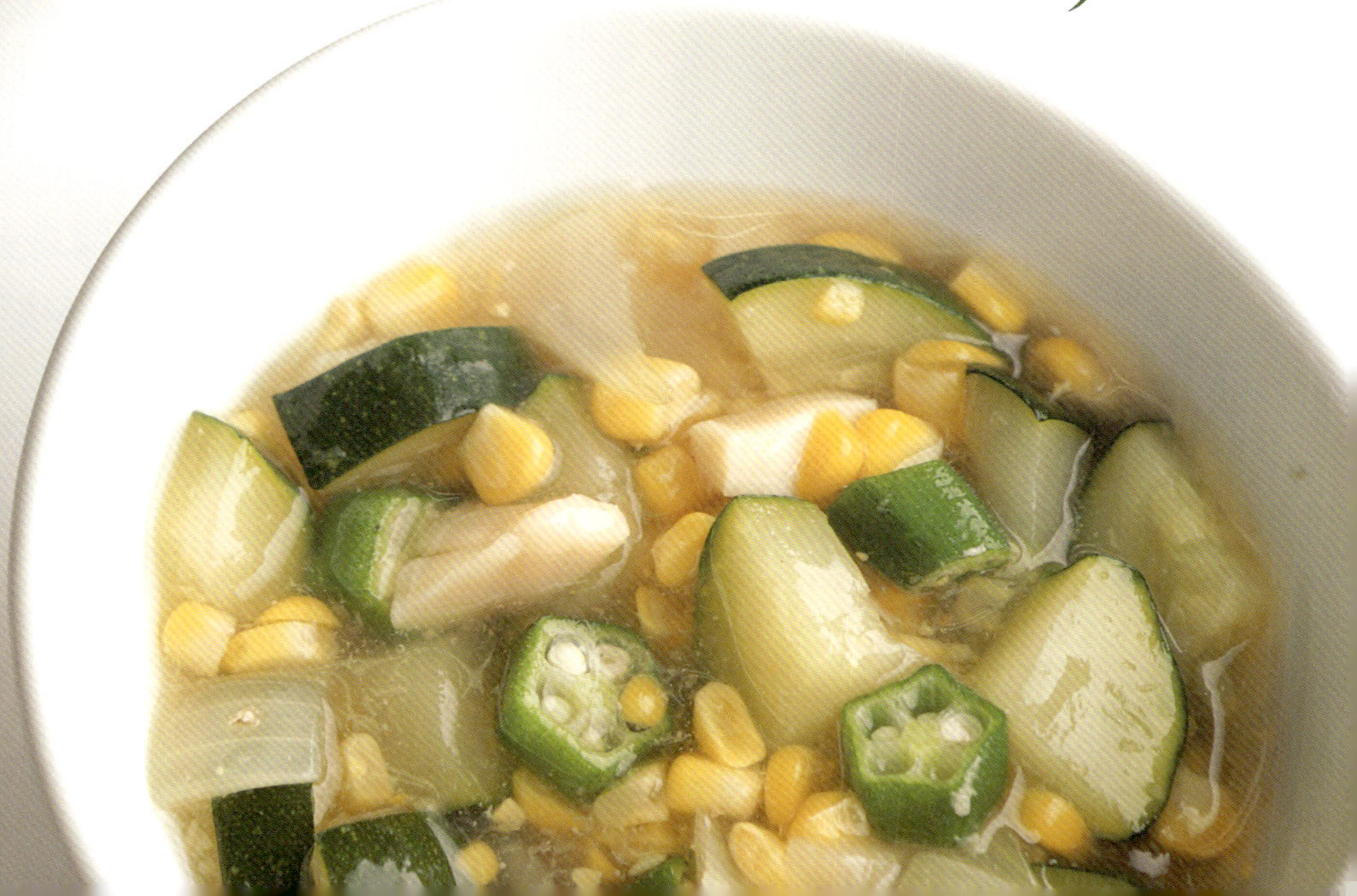

分づき米に雑穀を加えると、
もちもち感と甘み、
不足しがちなミネラルも
プラスされます

きび入り
えんどう豆ご飯

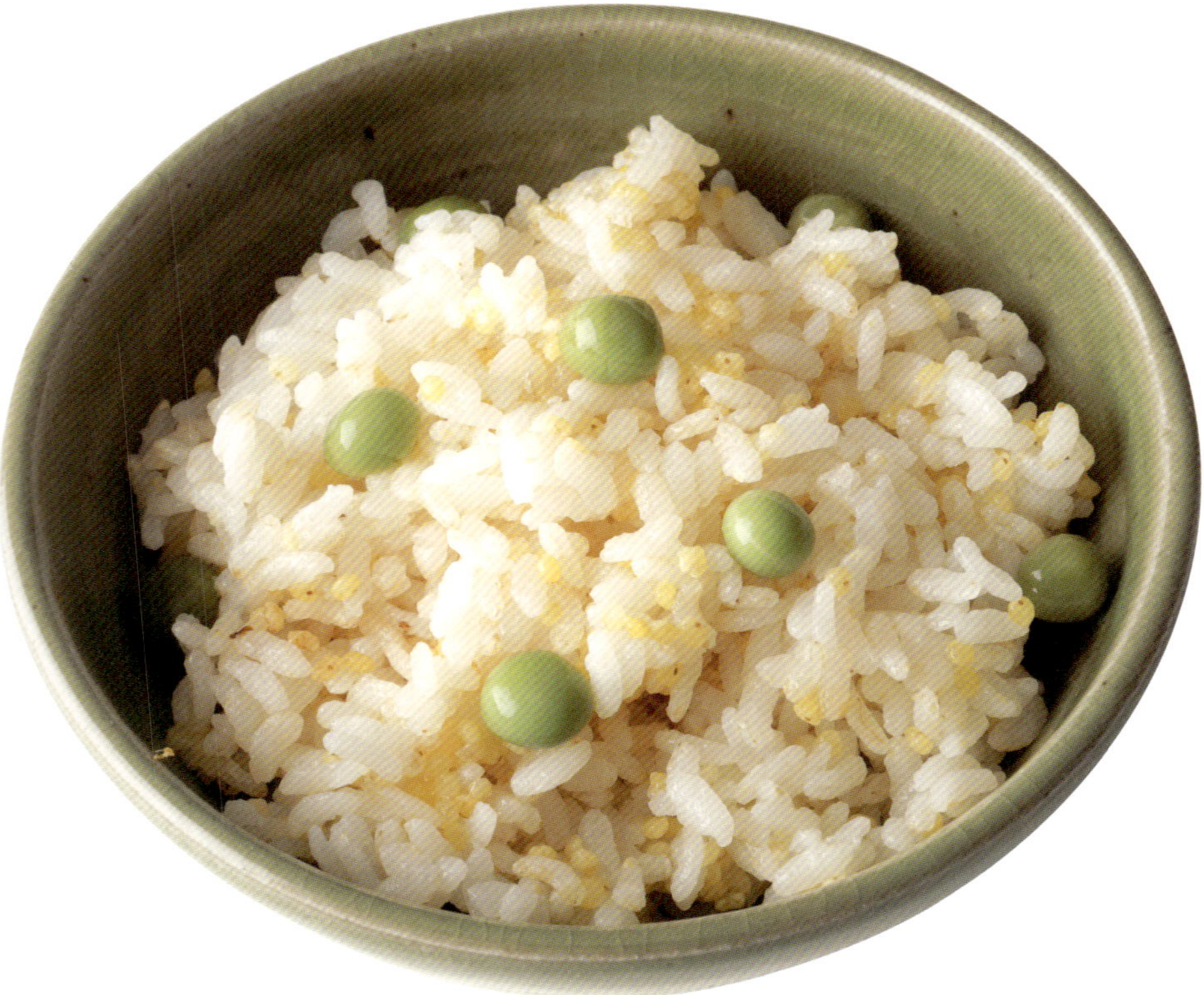

材料（3～4人分）
- ○五分づき米…1.7合
- ○もちきび…0.3合
- ○えんどう豆…正味½カップ（80g）　⇒さやからはずしておく
- ○塩…小さじ½強
- ○水…米ときびの1.2倍

1 五分づき米ともちきびはいっしょに洗い、30分以上分量の水につけておく。

2 1にえんどう豆と分量の塩を加えて炊飯器で普通に炊く。

3 炊き上がったら10分ほど蒸らして全体をさっくりと混ぜる。

☑ 五分づき米に入れる雑穀は、あわ（↓81ページ）やひえでもOK。

☑ えんどう豆は、さやつきなら300gが目安。この時季に出回るグリーンピースを炊き込んでも美味です。旬の豆類に含まれる植物性たんぱく質は、体の成長を促します。

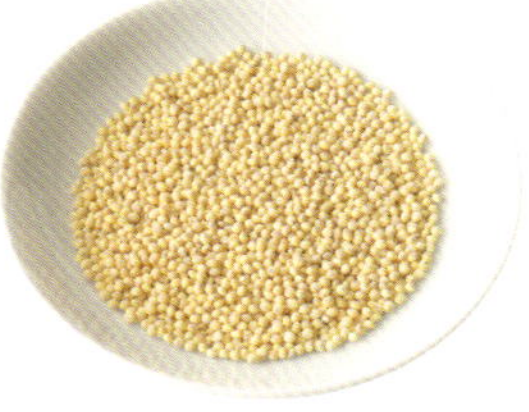

もちきび

きびはもち種とうるち種があり、あわよりやや大粒。出回っている精白粒は薄いクリーム色で、米に混ぜて炊いたり、団子や餅などの和菓子に使われる。もっちりした食感と甘みがおいしい。微量成分のミネラルが豊富。

手軽に鯛ご飯

鯛は焼いて一番上に。
軽い食味の七分づき米と
高たんぱく、低脂質、
味のよい旬の魚で作ります

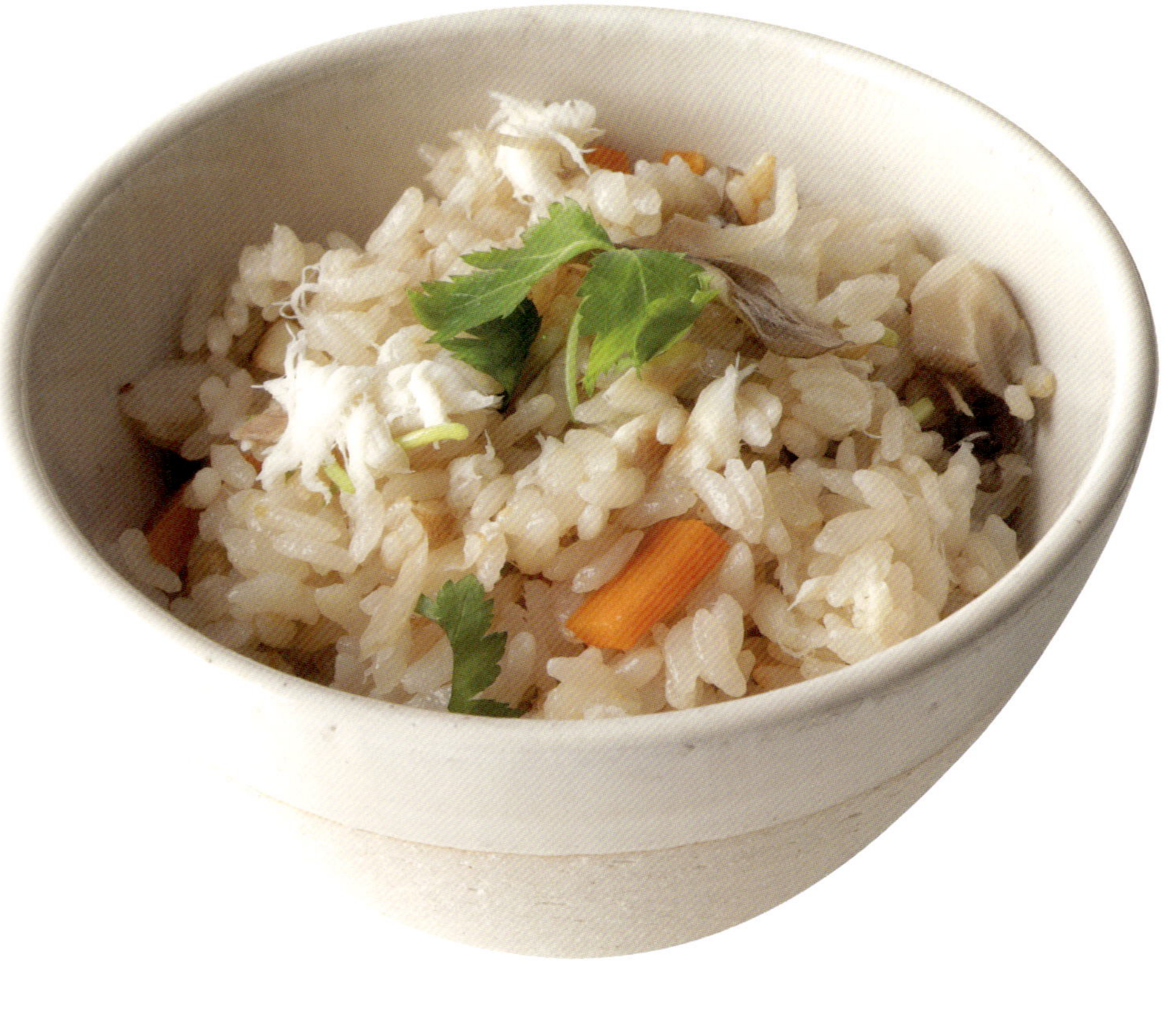

材料（3～4人分）

- ○鯛（骨つき）…1切れ
- ○ごぼう…2～3㎝（20g）　⇒ささがき
- ○にんじん…3㎝（30g）　⇒せん切り
- ○まいたけ…$\frac{1}{3}$パック（30g）　⇒ほぐしておく
- ○だし昆布…5㎝角1枚
- ○七分づき米…2合

- ○水…米の1.2倍
- ○塩…小さじ$\frac{1}{2}$
- ○しょうゆ…大さじ$\frac{1}{2}$
- ○酒…大さじ1
- ○三つ葉（または木の芽）…少々

1 七分づき米は洗い、30分以上分量の水につけておく。

2 鯛は軽く塩（分量外）をふって焼く。

3 **1**に塩、しょうゆ、酒を加えて混ぜ、すまし汁より少し濃いめの味にととのえる。

4 炊飯器に図のように材料を順に散らし入れて普通に炊く。炊き上がったら10分ほど蒸らして鯛を取り出す（a）。

5 鯛は骨を取ってほぐし（b）、**4**に加える。全体をさっくりと混ぜて器に盛り、三つ葉または木の芽を添える。

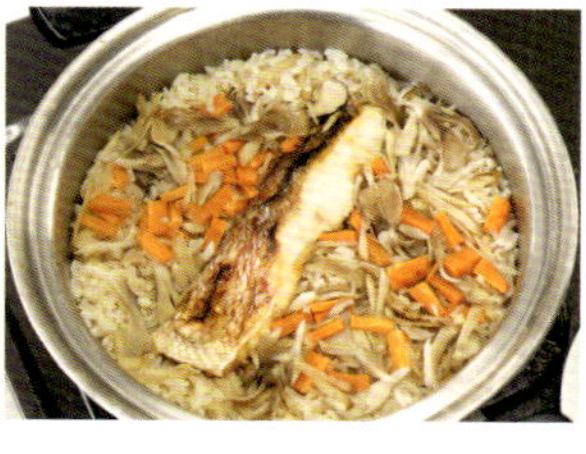

a 炊き上がりを10分蒸らして鯛を取り出す。

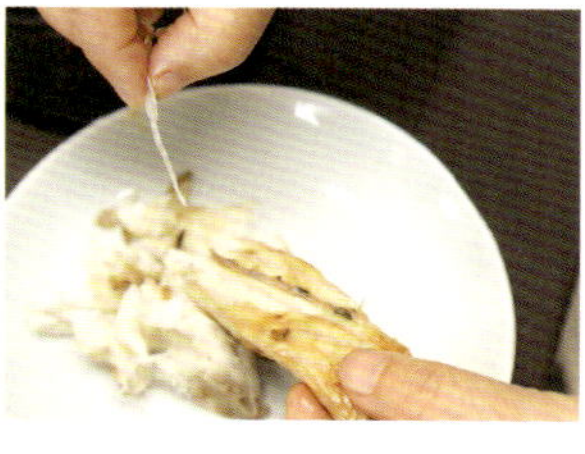

b 鯛の骨は丁寧にとって身をほぐす。皮は好みでどうぞ。

旬のとうもろこしは、
特有の甘みを出し、
梅干しの酸味は疲労回復に

梅干し入り
とうもろこしご飯

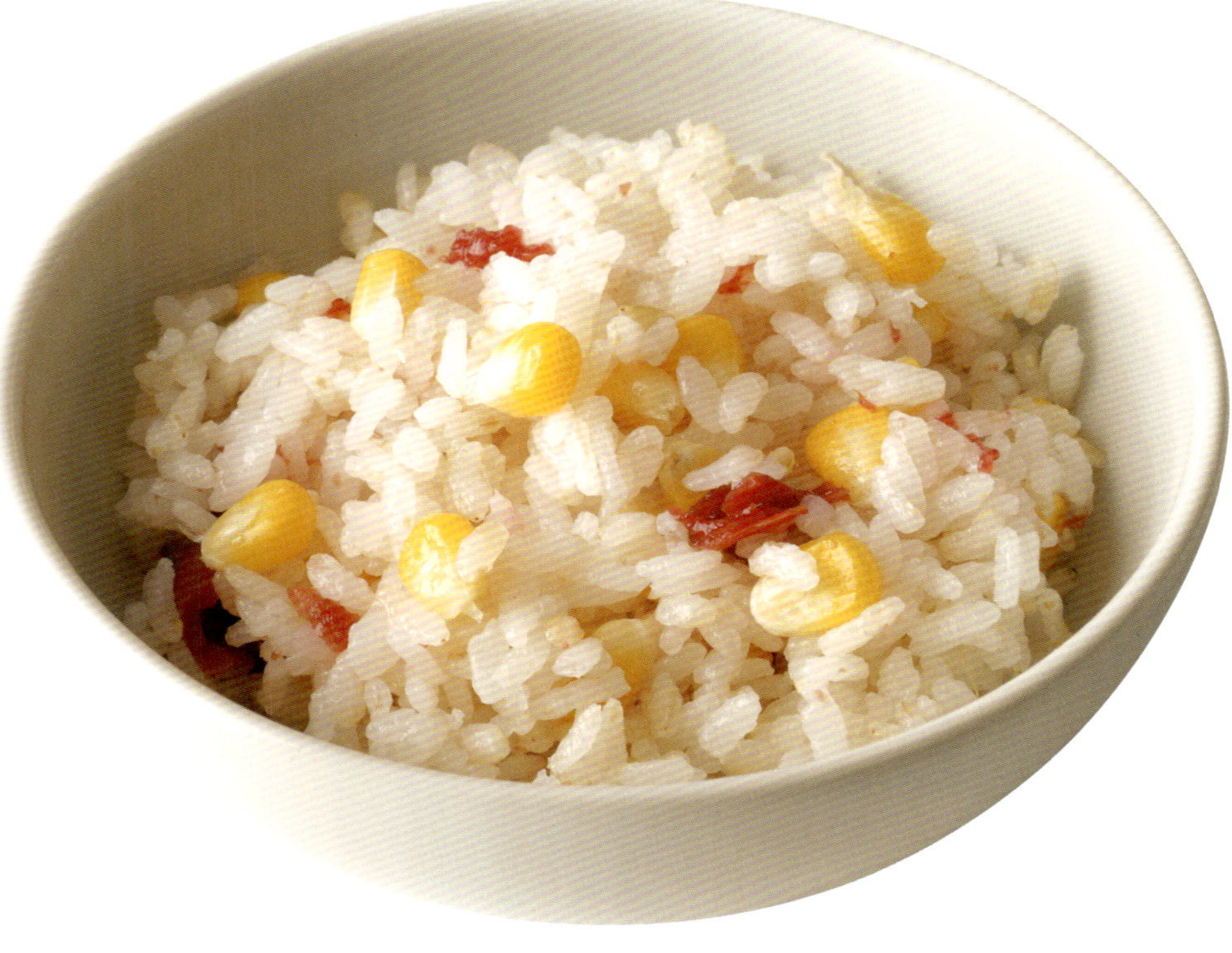

材料（3～4人分）

- ○梅干し…1個
- ○とうもろこし…$\frac{1}{2}$カップ（$\frac{1}{2}$本分）
  ⇒実をはずしておく
- ○七分づき米…2合

- ○水…米の1.2倍

1
七分づき米は洗い、30分以上分量の水につけておく。

2
とうもろこしは包丁で実をそぐようにしてはずす（a、b）。

3
1に**2**をほぐし入れ、梅干は丸ごと米の中に少し埋めるように加える。

4
炊飯器で普通に炊き、炊き上がったら10分ほど蒸らして梅干しを取り出す（c＊ここでは厚手鍋で炊飯）。

5
梅干しは果肉をほぐして種を除き、**4**に加えて全体をさっくり混ぜる。

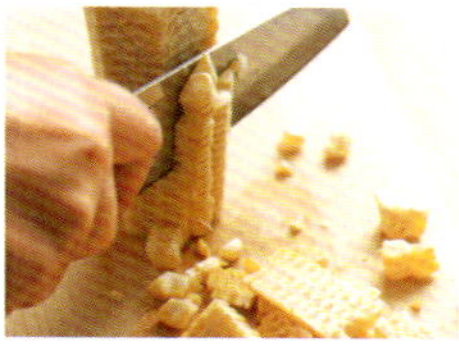

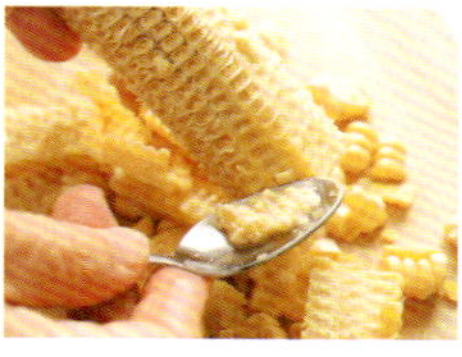

a、b　とうもろこしは穂先を切り落とし、立ててしっかりと持つ。包丁で上から下へ実をそぐように切る。切り残しにも甘みが多くあるので、芯の部分もスプーンでこそげ取る。

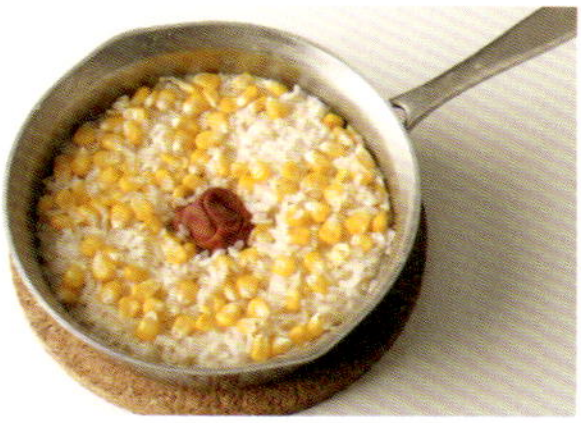

c　炊き上がりを10分蒸らして梅干しを取り出す。

陽性の根菜を中心に
重ね煮で具を作ります。
ご飯は玄米でも
分づき米でも

ふだんの
混ぜご飯

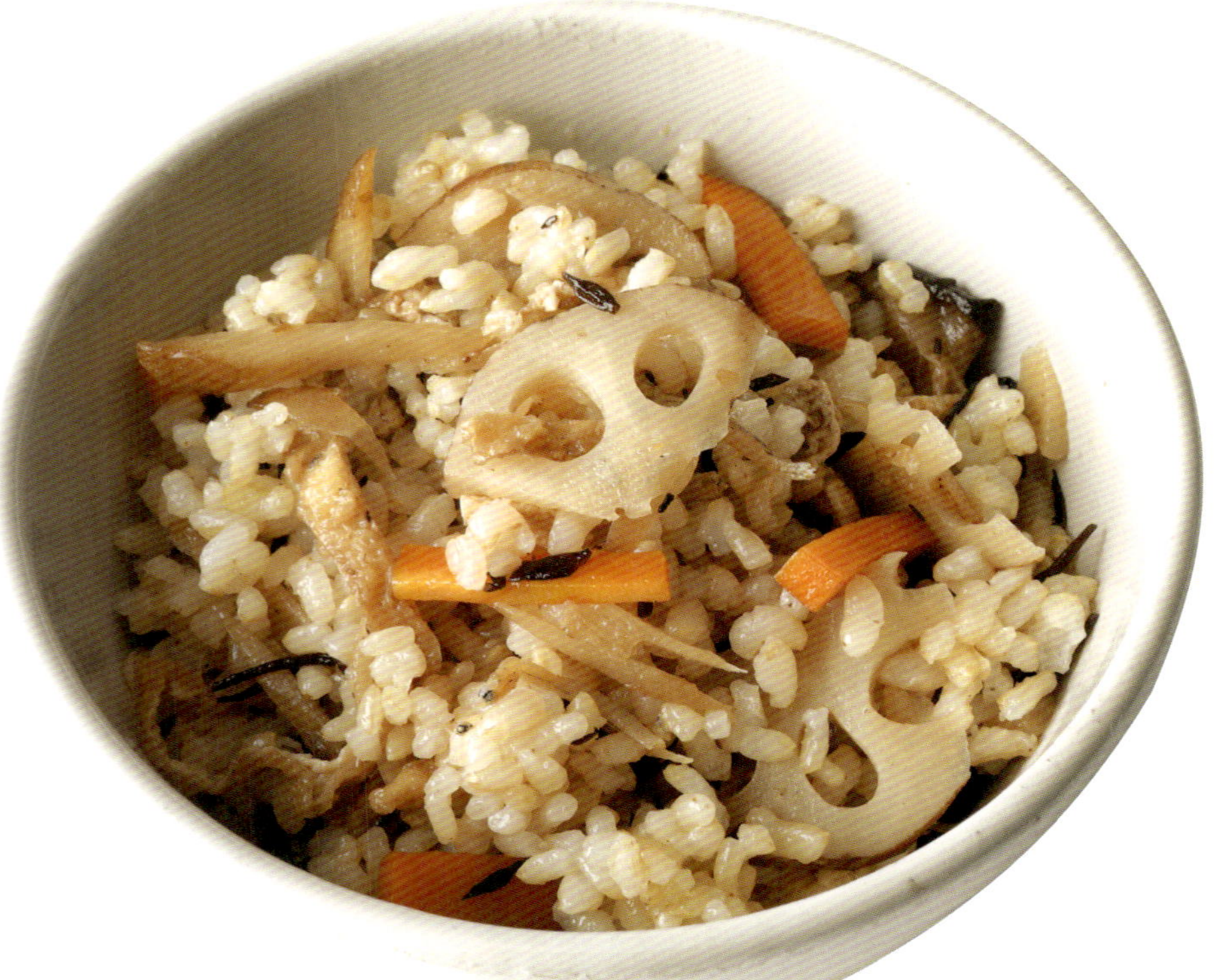

材料（４人分）

- ちりめんじゃこ…大さじ1
- 油揚げ…30g　⇨熱湯をかけて油抜きし、せん切り
- れんこん…2～3cm（20g）　⇨いちょう切り
- ごぼう…2～3cm（20g）　⇨ささがき
- にんじん…3cm（30g）　⇨せん切り
- 干ししいたけ…2個　⇨湯でもどしてせん切り
- ひじき（乾物）…3g　⇨湯でかためにもどす

- 水…1カップ弱（干ししいたけのもどし汁も含む）
- 塩…小さじ$\frac{1}{2}$強
- しょうゆ…大さじ2～3
- 炒りごま…大さじ2
- 玄米…2合
- 水…3カップ　⇨米の1.5倍弱

1 玄米は洗い、分量の水に春から夏は3～5時間（秋から冬は8～10時間）つけておく。炊飯器で普通に炊き、炊き上がったら10分ほど蒸らして全体をさっくりと混ぜる。

2 混ぜご飯の具を作る。鍋に図のように材料を重ね、干ししいたけのもどし汁を含む分量の水を加えてふたをし、強火にかける。

3 煮立ってよい香りがしてきたら、弱火にする。

4 材料が八分通りやわらかくなったら、塩としょうゆを加えて濃いめに味をつけ、炒りごまを加え混ぜる。

5 **1**のご飯に**4**を加えて混ぜ合わせる。

☑ 具は煮汁が少し残るくらいに仕上げ、ご飯に煮汁ごと混ぜ合わせると具がなじんで美味です。

☑ ご飯は五分づきや七分づきご飯でもいいし、温めた残りご飯で作っても。

具もご飯もややかために。
酢や柑橘酢は陰性、
梅酢は陽性で
バランスのよい酸味

夏野菜の簡単ちらしずし

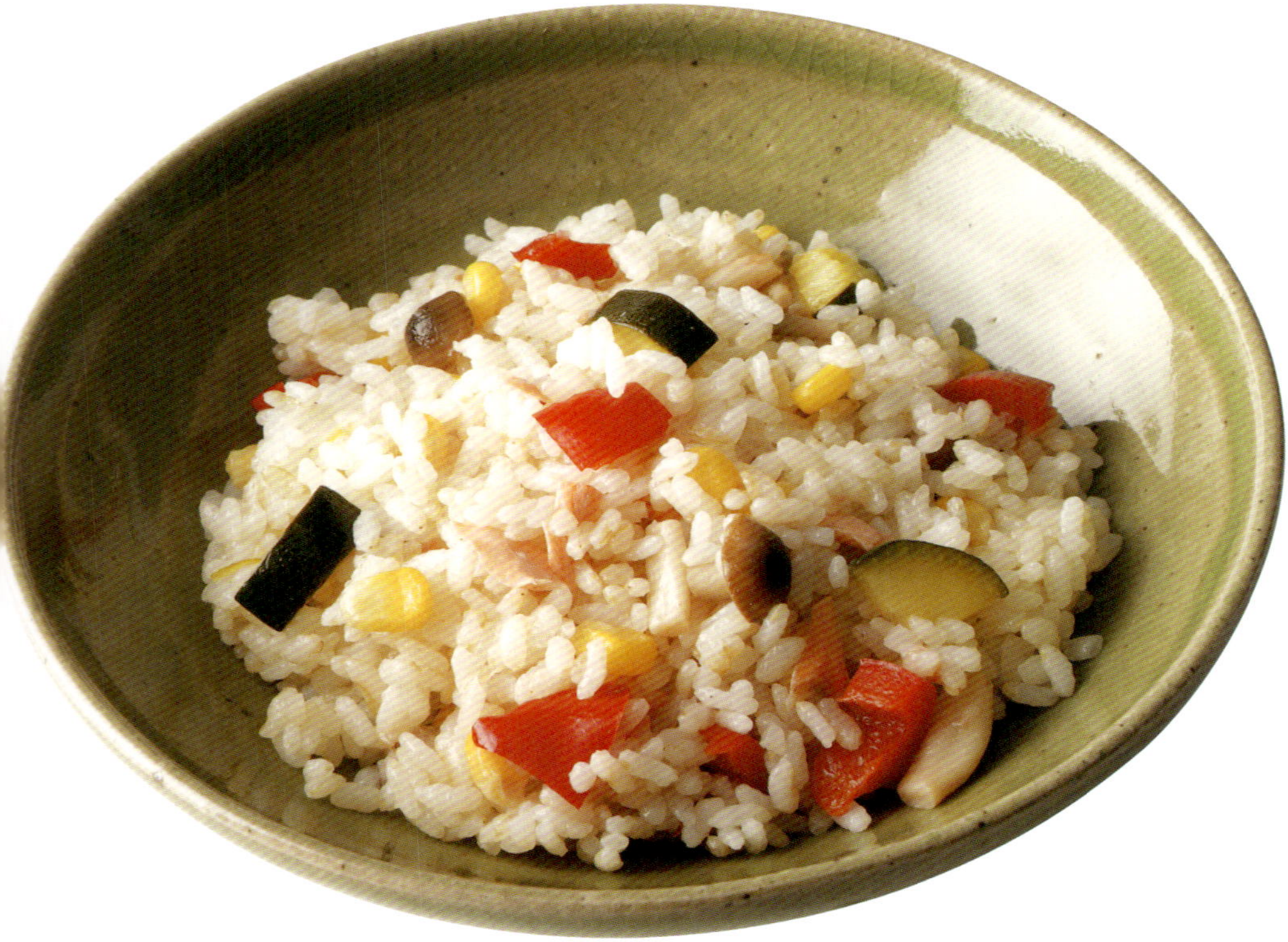

材料（3～4人分）

○ホールコーン…50g
○ズッキーニ…3～4㎝（30g）　⇒いちょう切り
○パプリカ（赤）…1/3個（50g）　⇒色紙切り
○しめじ…1/3パック（30g）　⇒石づきをとり、ほぐしておく

○五分づき米…2合
○水…2カップ　⇒米の1.1倍
○塩ざけ（薄塩）…1切れ
⇒焼いてほぐしておく
○レモン…1/3個
⇒皮は薄くそいでせん切りにし、汁は絞っておく

A
○梅酢…大さじ1/2
○みりん…大さじ3
○レモン（皮）

B
○米酢…大さじ2～3
○レモン汁…大さじ1

1　米は洗って30分以上分量の水につけ、炊飯器でかために炊いておく。

2　ちらしずしの具を作る。鍋に図のように材料を重ね入れ、Aを加えてふたをし、強火にかける。

3　煮立ってよい香りがしてきたら、弱火で2～3分煮る。七～八分通り、かために煮えたら火を止め、Bを加えて混ぜる。

4　**1**のご飯に**3**を加え、さらに焼いてほぐしておいた塩ざけを加えて、さっくりと混ぜ合わせる。

カレー風味で食欲アップ！
食物繊維の多いもち麦も
入り、元気の出る夏ご飯

魚介の
カレーパエリア

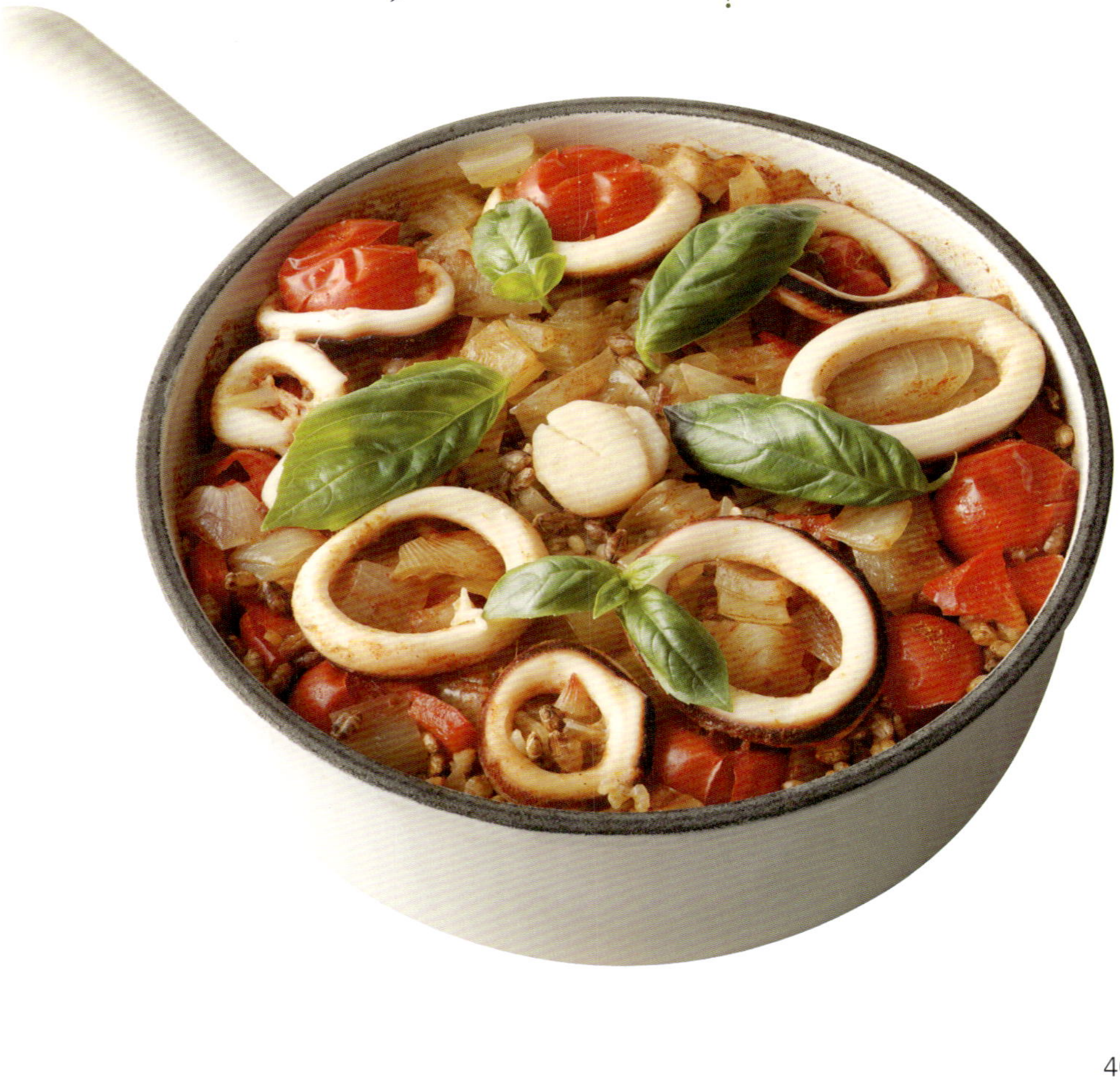

材料（2〜3人分）

- ○いか（胴）、えび、ほたて貝柱…合わせて200g
  ⇒いかは輪切りにし、えびは殻をむいて背わたを取り、ほたて貝柱は大きければ四つ切りにする
- ○にんにく…1片　⇒薄切り
- ○玉ねぎ…$\frac{1}{2}$個（100g）　⇒小さめの色紙切り
- ○パプリカ（赤）…$\frac{1}{3}$個（50g）　⇒小さめの色紙切り
- ○ミニトマト…8個　⇒ヘタを取っておく
- ○五分づき米…1.5合
- ○もち麦…0.5合

- ○水…米ともち麦の同量
- ○オリーブ油…大さじ1強
- ○バジル…6枚

A
- ○カレー粉…小さじ1
- ○塩…小さじ1
- ○しょうゆ…小さじ1
- ○トマトケチャップ…大さじ1〜2

1 五分づき米ともち麦はいっしょに洗い、厚手の鍋かフライパンに入れて、分量の水に30分以上つけておく。

2 さらにAの調味料を加え混ぜ、塩味の加減をみてととのえる。

3 **2**の上に、図のようにミニトマトから野菜、魚介類まで等間隔に散らしながら重ね入れ、上からオリーブ油をふる。

4 ふたをして強火にかけ、煮立ったら弱火で12分炊く。最後に5〜10秒強火にして火を止め、10分蒸らす。

5 バジルを添え、全体をさっくりと混ぜる。

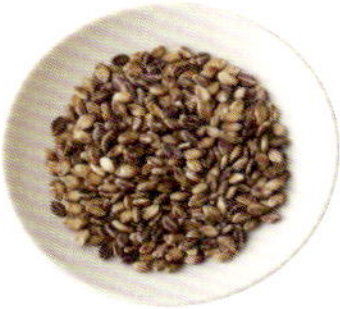

もち麦

大麦の一種でもち種とうるち種があり、もち麦はもちもちした食感が特徴。腸内環境をととのえ、糖質の吸収を抑える働きがある食物繊維「大麦β-グルカン」を含む。

陰陽調和で
野菜や海藻の旨みが
出るので、だしいらず

春野菜のみそ汁

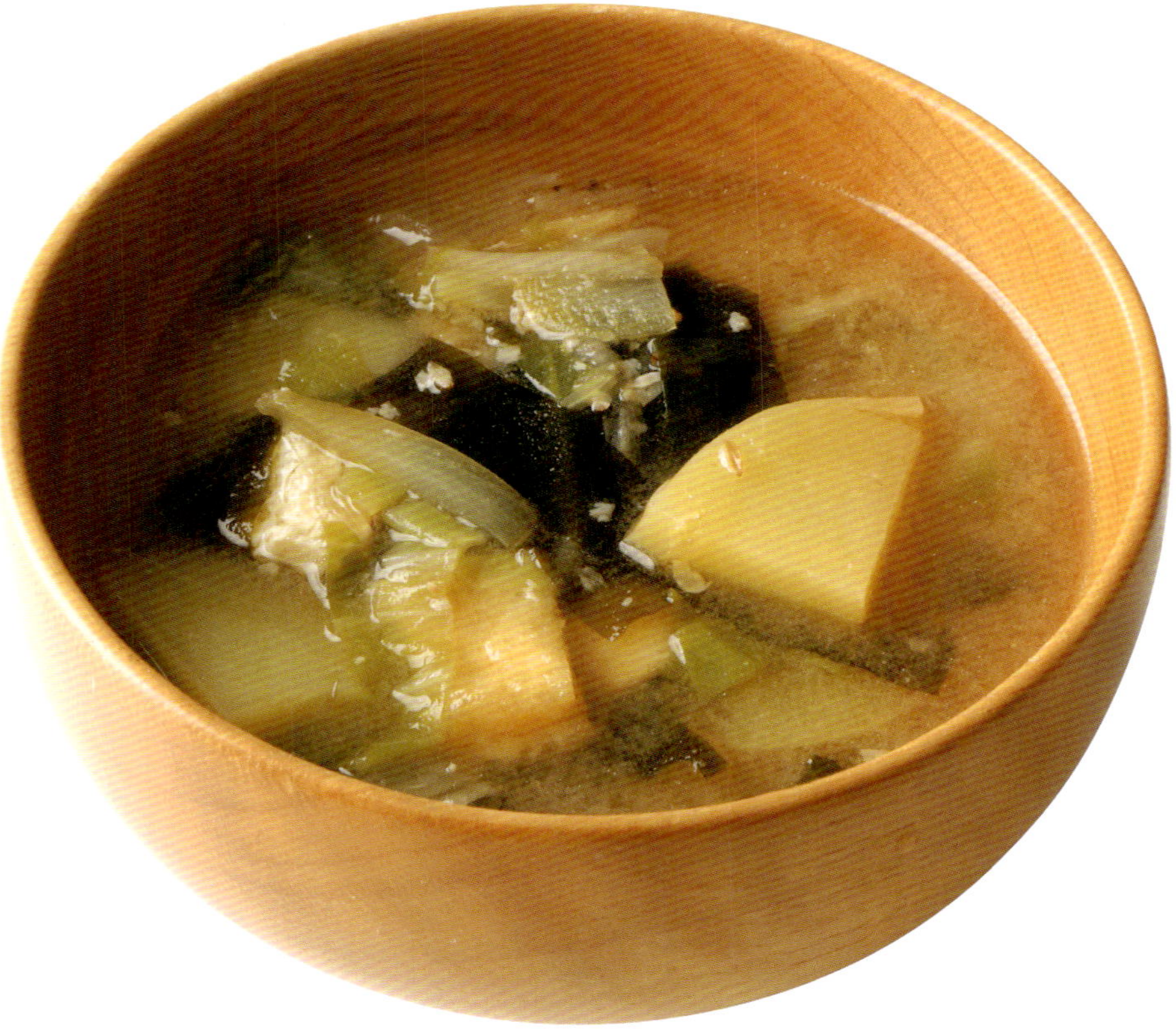

材料（４人分）

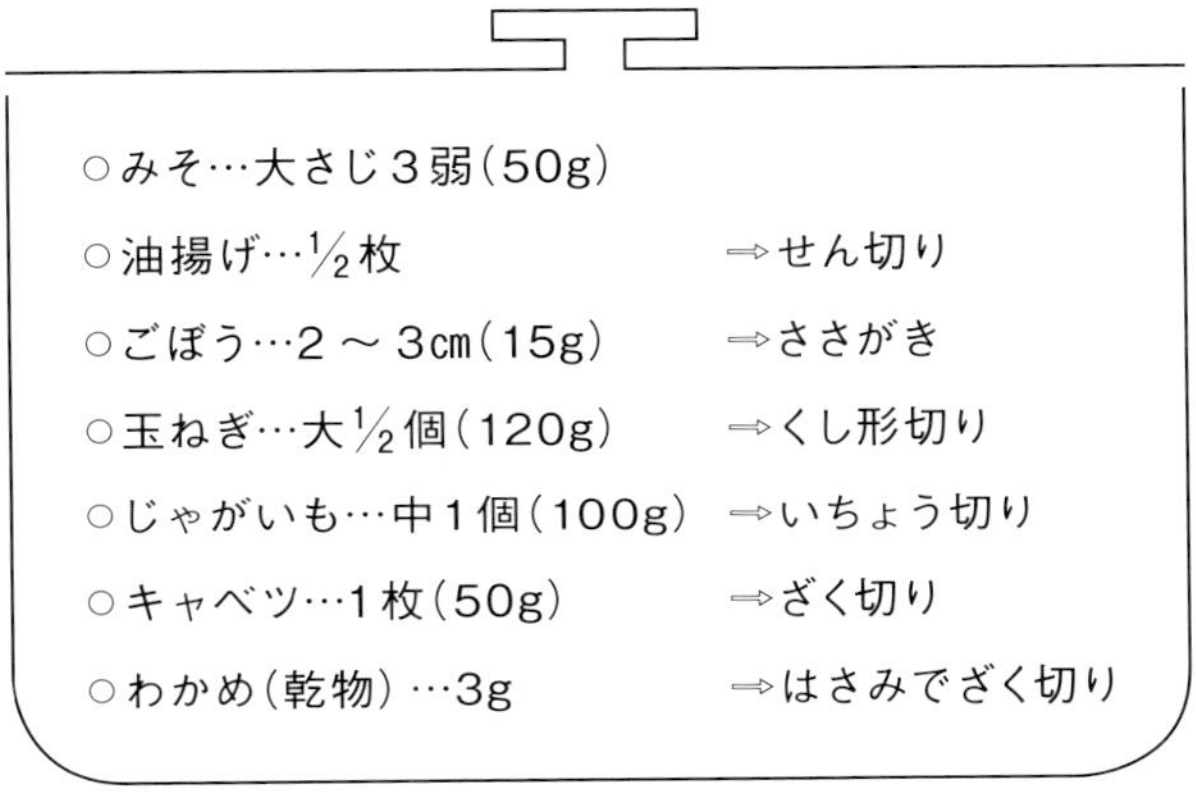
○みそ…大さじ３弱（50g）
○油揚げ…½枚　⇒せん切り
○ごぼう…2～3㎝（15g）　⇒ささがき
○玉ねぎ…大½個（120g）　⇒くし形切り
○じゃがいも…中１個（100g）　⇒いちょう切り
○キャベツ…１枚（50g）　⇒ざく切り
○わかめ（乾物）…3g　⇒はさみでざく切り

○水…３½～４カップ

1　鍋に図のように材料を重ね入れ、一番上のみそは一口大にして点々と置く。

2　材料の七～八分目まで水を加えてふたをし、強火にかける。

3　煮立ってよい香りがしてきたら、弱火にして野菜がやわらかくなるまで煮る。

4　残りの水を加えて強火にし、全体を混ぜて味をととのえる。

貝の旨みと野菜の甘みが
重ね煮で一つに。
旬のあさりはビタミンや
ミネラルが豊富

あさりの
和風スープ

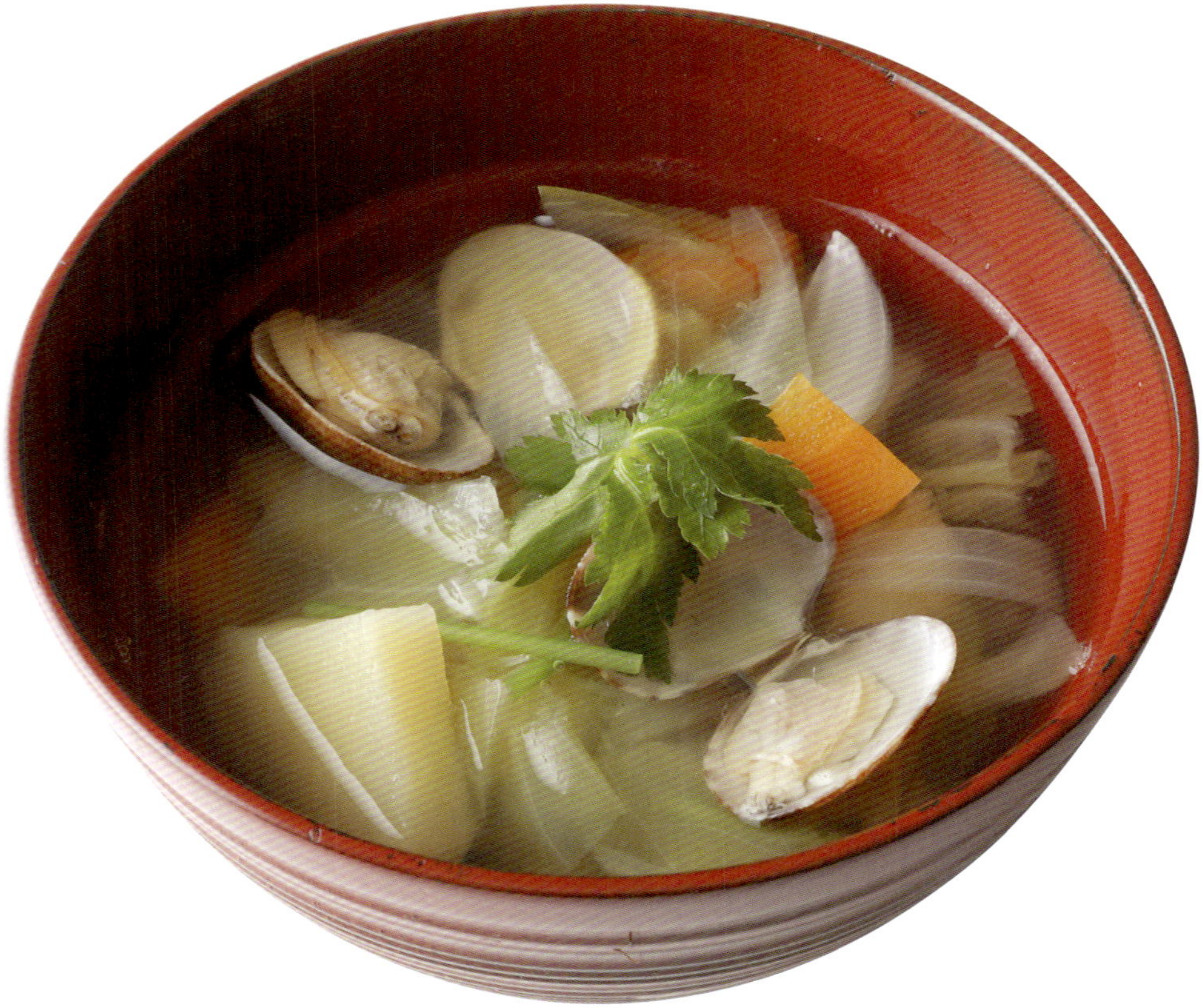

材料（4人分）

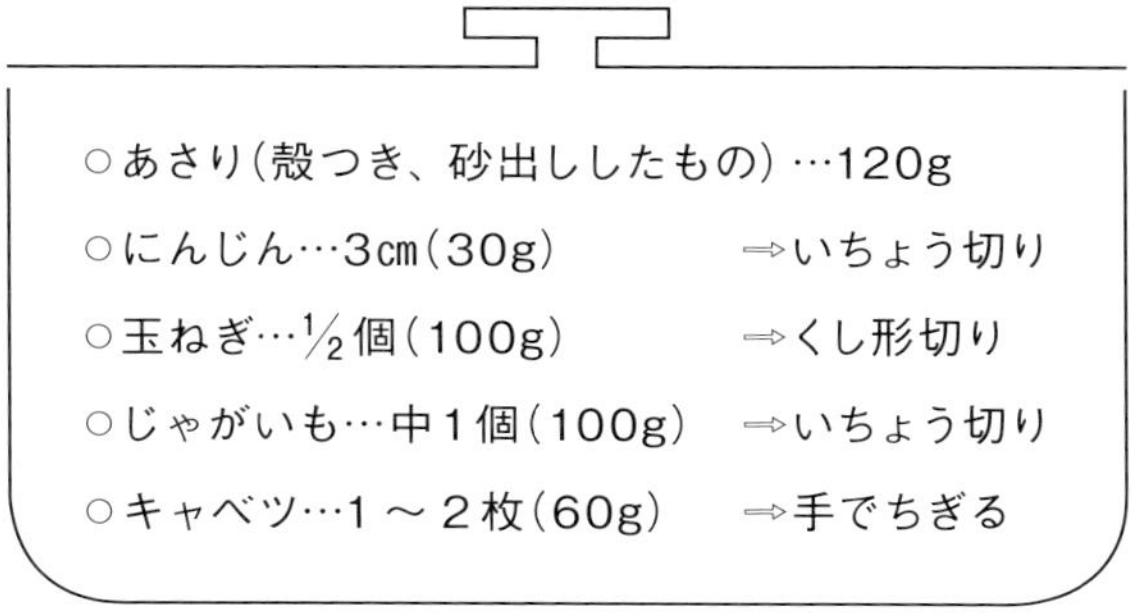
○あさり（殻つき、砂出ししたもの）…120g
○にんじん…3cm（30g）　⇒いちょう切り
○玉ねぎ…1/2個（100g）　⇒くし形切り
○じゃがいも…中1個（100g）　⇒いちょう切り
○キャベツ…1～2枚（60g）　⇒手でちぎる

○水…2～3カップ
○塩…小さじ1
○しょうゆ…小さじ1
○三つ葉…3本　⇒1cm長さに切る

1 鍋に図のように材料を重ね入れ、材料の七～八分目まで水を加える。ふたをして、強火にかける。

2 煮立ってよい香りがしてきたら、弱火にして野菜がやわらかくなるまで煮る。

3 残りの水を加えて強火にする。ひと煮立ちしたら塩としょうゆで調味し、火からおろす直前に三つ葉を加える。

体にスーッと吸収される
ようなやさしい味で、
体調をととのえます。
離乳食や介護食にもどうぞ

玄米野菜ポタージュ

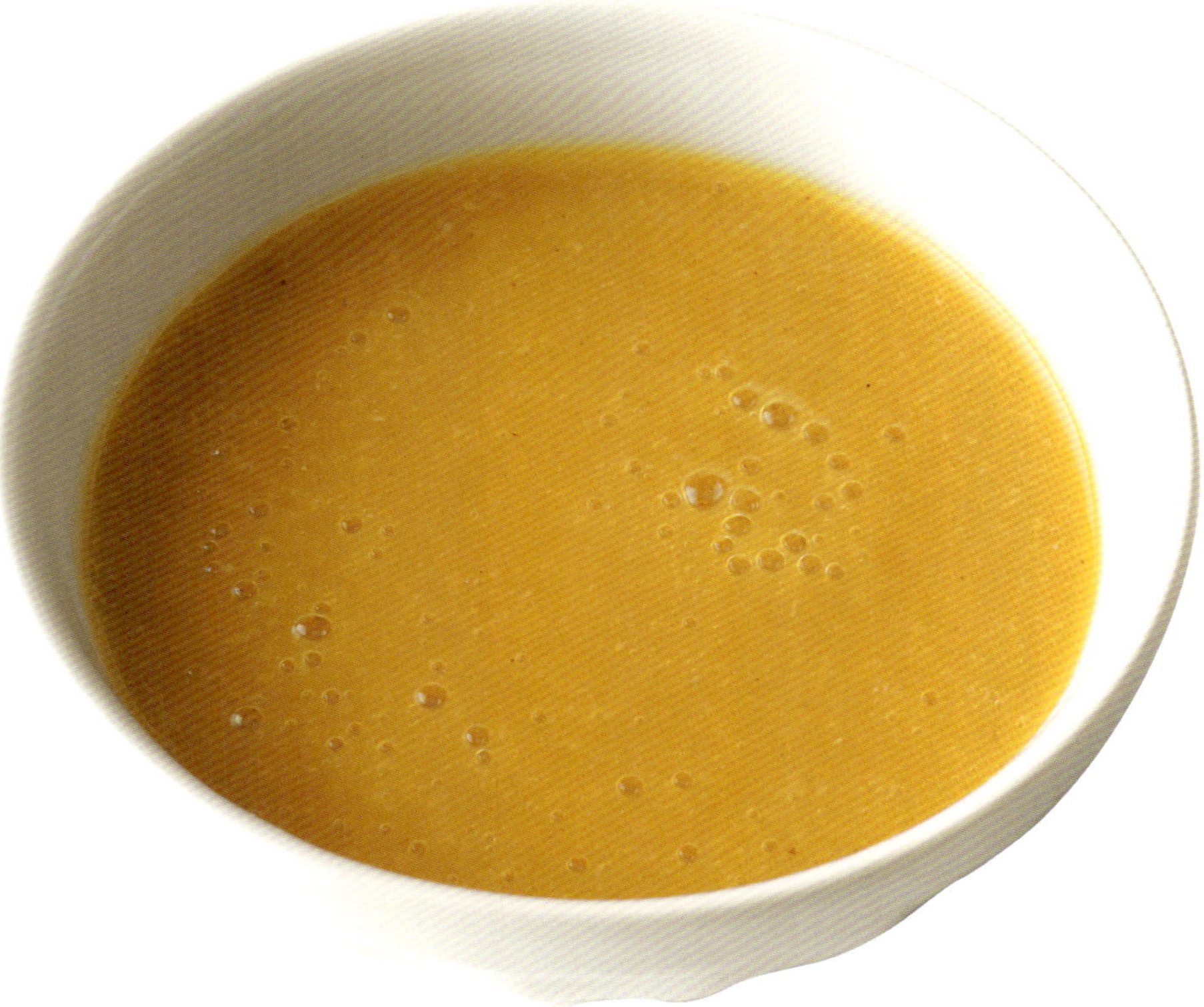

材料（4人分）

- ○炒り玄米…40g　（→21ページ参照）
- ○にんじん…3〜4cm（40g）⇒大きめのいちょう切り
- ○玉ねぎ…小1/2個（70g）⇒大きめのくし形切り
- ○かぼちゃ…小1/10個（80g）⇒角切り
- ○パセリ…小1束　⇒葉は手でちぎり、軸はそのまま入れる
- ○キャベツ…小1枚（30g）⇒手でちぎる
  ※キャベツのかわりに、小松菜やほうれん草などの青菜でもOK。

- ○水…3カップ
- ○塩…小さじ1

1 鍋に図のように材料を重ね入れる。材料がひたるくらいまで分量内の水を加え、ふたをして強火にかける。

2 煮立ってよい香りがしてきたら弱火にし、炒り玄米の粒がはじけてやわらかくふっくらとするまで30〜40分ほど煮る。

3 様子をみて、水分が足りないようなら水を加える。

4 玄米が煮えたら塩を加え、火からおろして粗熱を取る。パセリの軸は取り出す。

5 **4**をミキサーにかけ、なめらかに撹拌する。

6 **5**を鍋に移して再び火にかけ、濃度と塩味をととのえる。

☑ 濃度は好みによって水の量で加減を。夏はさらりと薄めに、冬はとろりと濃いめにするとおいしいです。

精進の冷や汁

食欲が落ちる夏に最適。
麦茶も夏野菜のトッピングも
体のほてりを冷ます
働きがあります

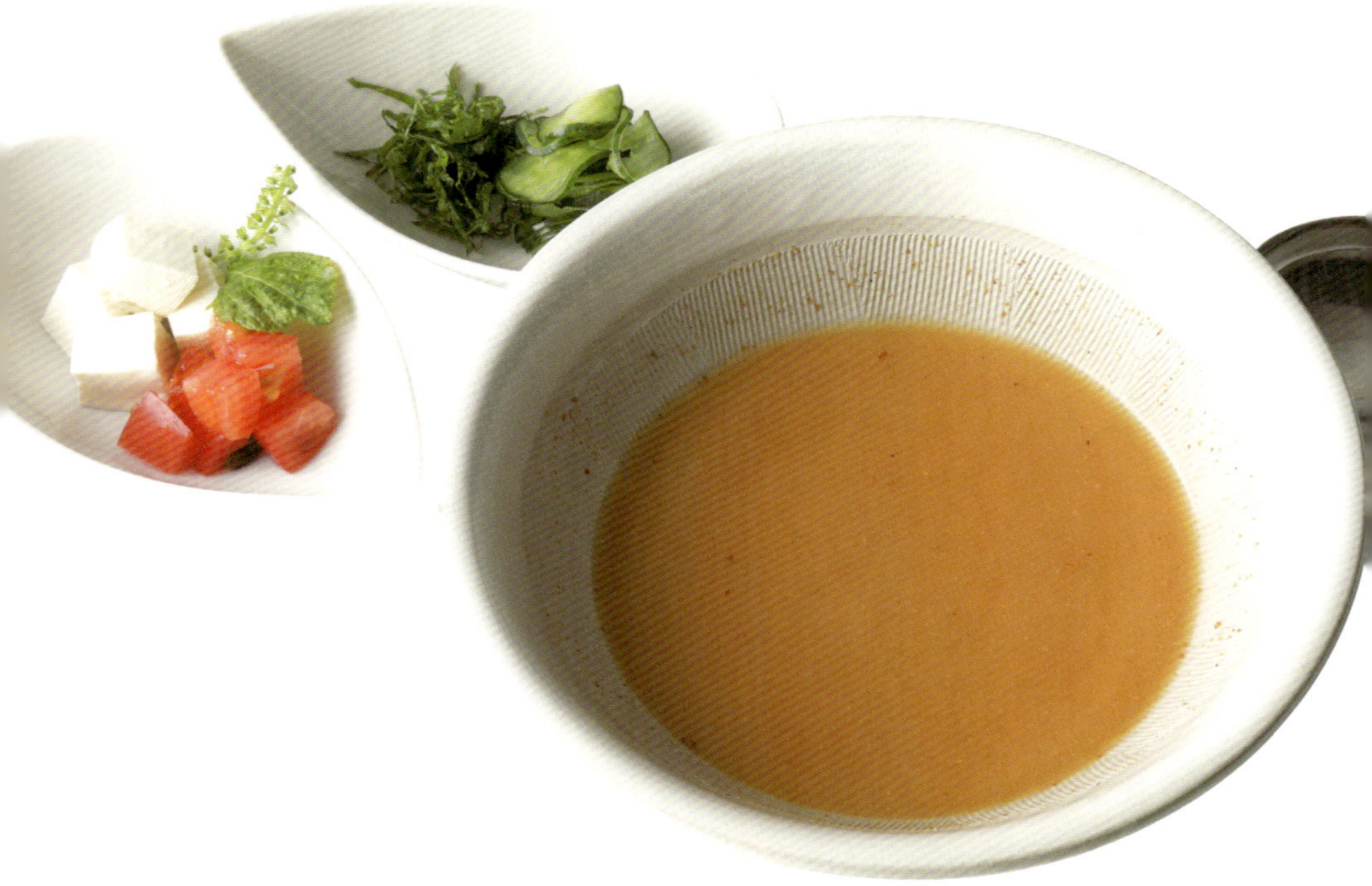

材料（４人分）

○炒りごま（白）…大さじ２

○みそ…大さじ３

○麦茶（またはミネラルウォーター）…２～３カップ

トッピング

○きゅうり、トマト、大葉、豆腐のほか、みょうが、三つ葉、あさつきなどを適宜に切る

※炒りごまのかわりに、ペースト状の練りごま（白）大さじ１弱を使っても。

1 すり鉢にごまを入れてよくすり、香りよくねっとりしてきたら、みそを加えてすり混ぜる。

2 1にほどよい味になるまで麦茶を加え混ぜる（a）。

3 好みのトッピングを用意して添える。

☑ ごまはひと手間かかりますが、できれば洗いごまを使い、炒ってからすり鉢ですると香りがグンと引き立ちます。またごまのかわりに、干物を焼いてほぐしたものや、さばの水煮缶、ツナ缶などを使えば、ひと味違う冷や汁も楽しめます。

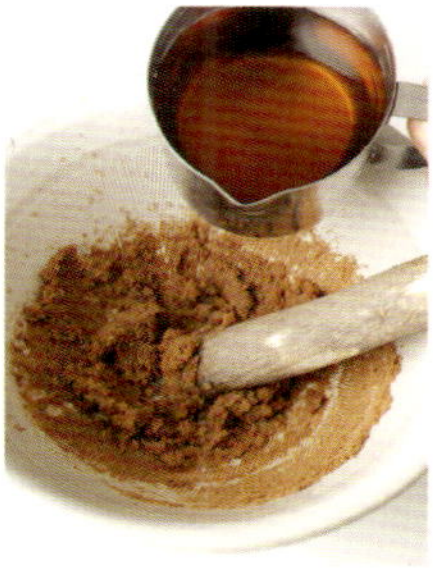

a　ごまとみそがほどよく混ざったところで、麦茶を加えてよく溶き混ぜる。

旨みたっぷりのほたてと
体の熱を冷ます冬瓜の汁

ほたての
ぜいたく汁

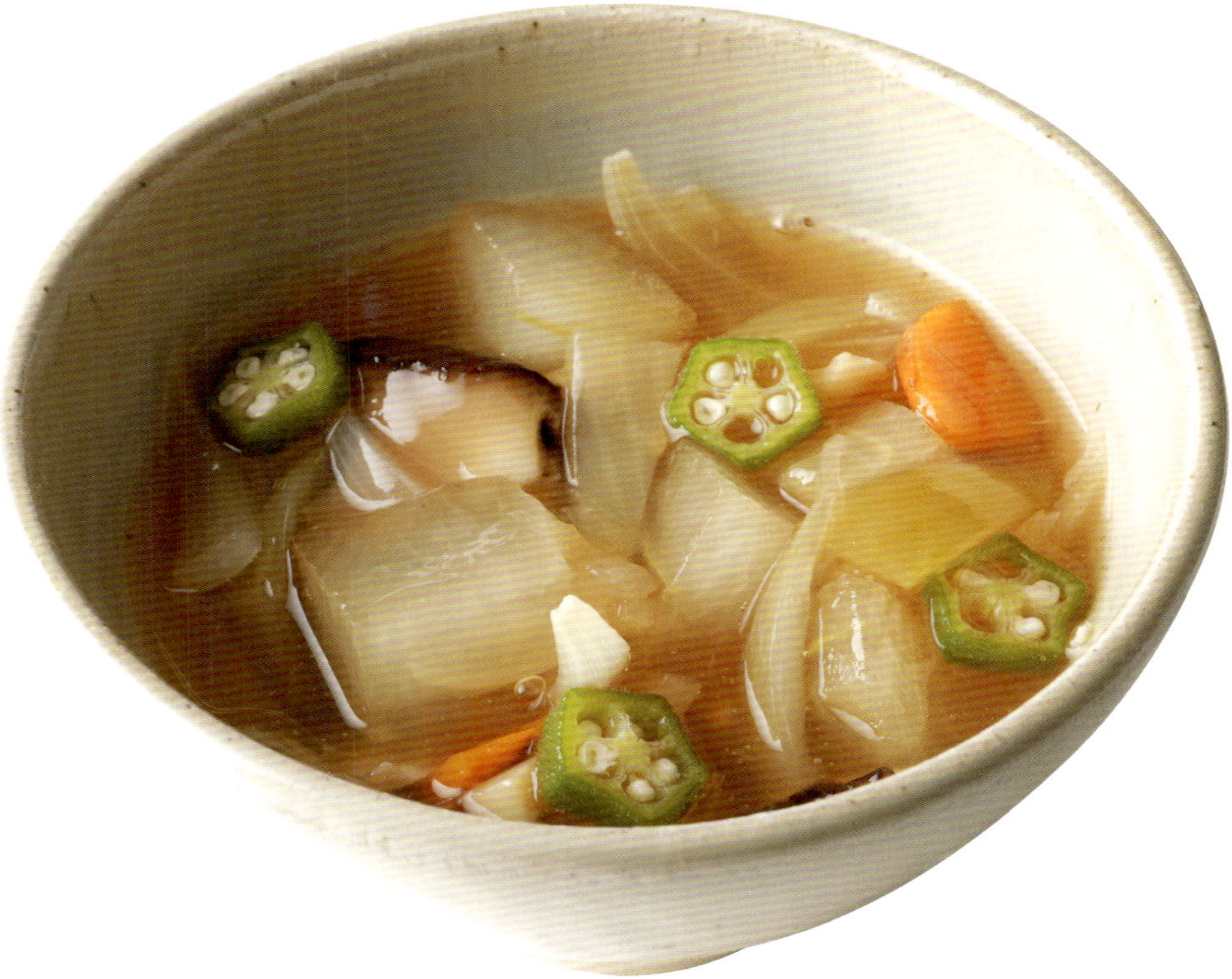

材料（4人分）

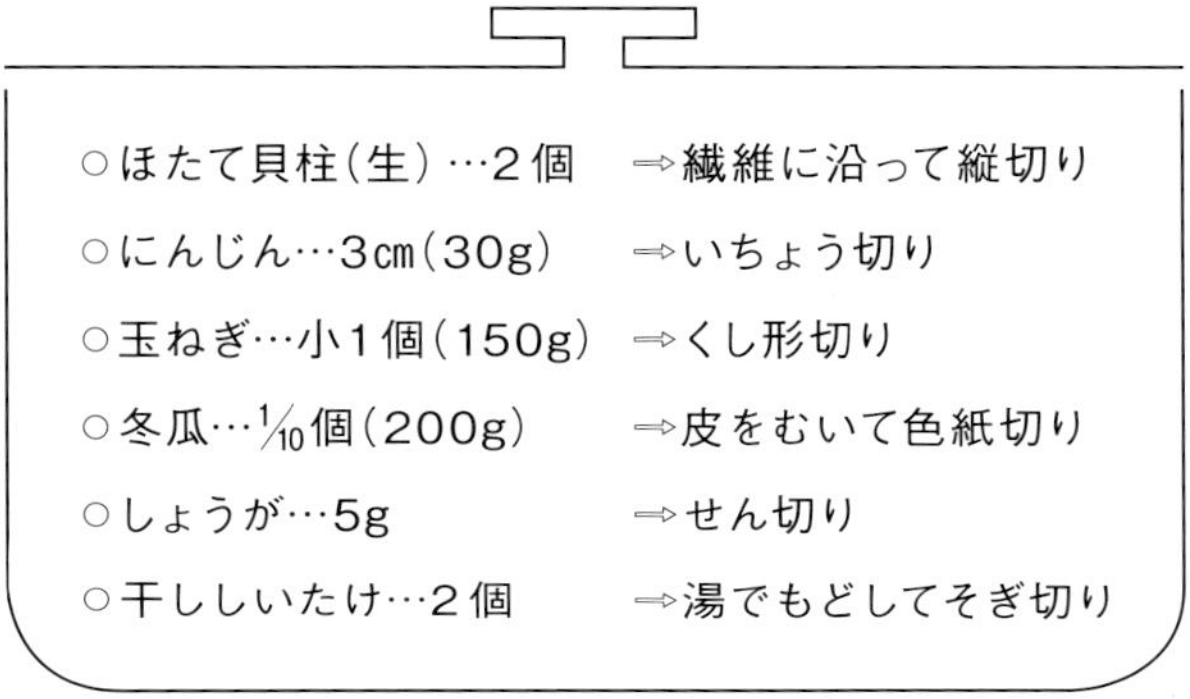
○ほたて貝柱（生）…2個　⇒繊維に沿って縦切り
○にんじん…3㎝（30g）　⇒いちょう切り
○玉ねぎ…小1個（150g）　⇒くし形切り
○冬瓜…$\frac{1}{10}$個（200g）　⇒皮をむいて色紙切り
○しょうが…5g　⇒せん切り
○干ししいたけ…2個　⇒湯でもどしてそぎ切り

Aほたて貝柱の下味
- ○しょうゆ…小さじ1
- ○片栗粉…小さじ1

○水だし…3〜4カップ　（→53ページ参照）（干ししいたけのもどし汁も含む）
○しょうゆ…大さじ1強
○塩…小さじ$\frac{1}{2}$強
○片栗粉…大さじ1強　⇒大さじ2強の水で溶く
○オクラ…1本　⇒小口切り

1 準備として、ほたて貝柱はAを加えて軽く混ぜ、下味をつけておく。

2 鍋に図のように材料を重ね入れる。材料の七〜八分目まで水だしを加えてふたをし、強火にかける。

3 煮立ってよい香りがしてきたら弱火にし、野菜がやわらかくなるまで煮る。

4 残りの水だしを加えてのばし、強火にしてかき混ぜる。ひと煮立ちしたら、しょうゆと塩を加えて味をととのえる。

5 最後に水溶き片栗粉を回し入れてとろみをつけ、オクラを散らして火を止める。

☑ 食べるときに、おろししょうがを添えても。また片栗粉のかわりに、水溶きくず粉でとろみをつけてもいいでしょう。アツアツでも冷やしても美味です。

あおさのみそ汁

水だしを使って旨みをプラス。
海の香り満点のあおさは
ミネラル、ビタミンの宝庫

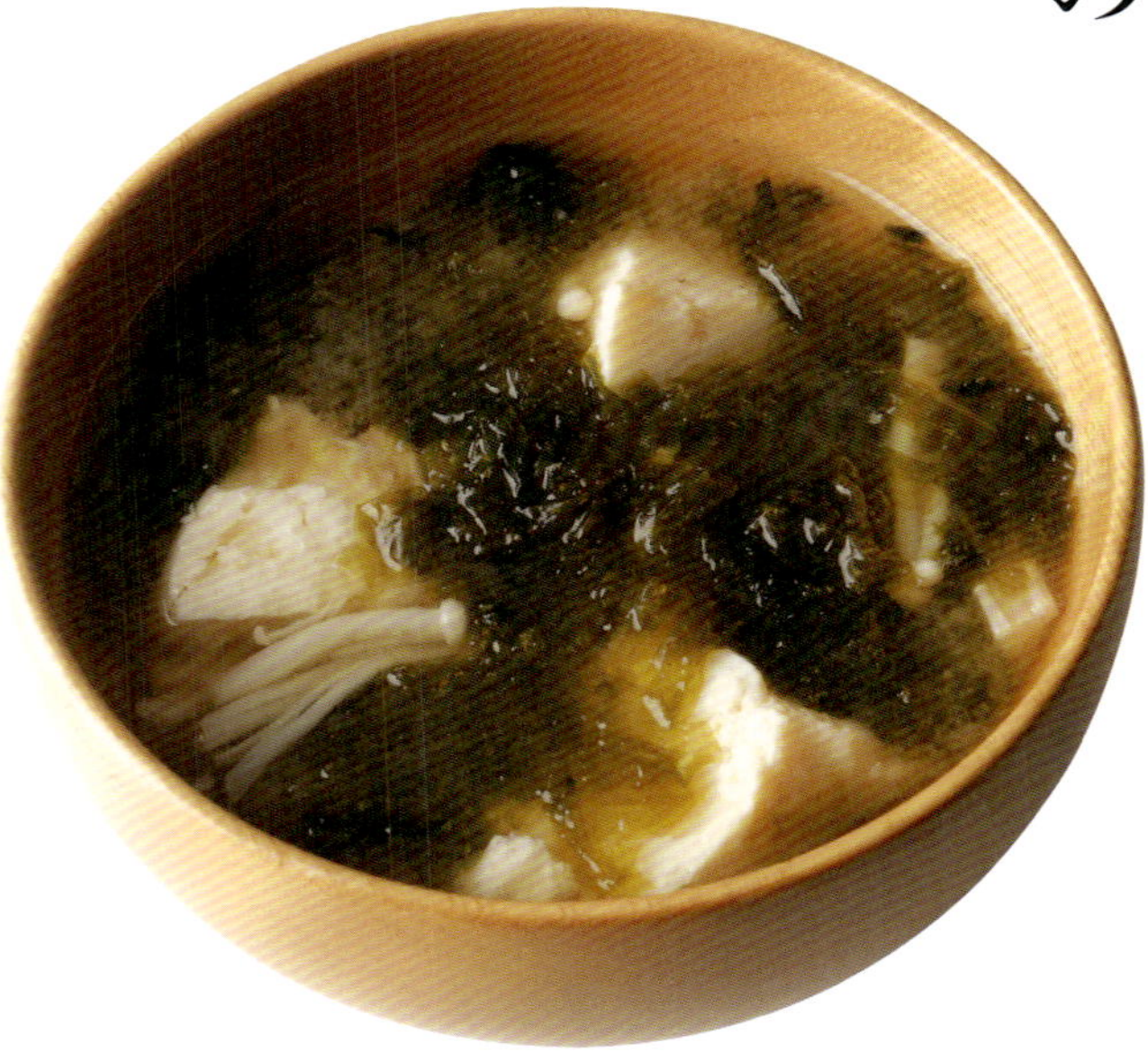

材料（3～4人分）

- ○水だし…3カップ
- ○えのきだけ…$\frac{1}{2}$パック（50g）
  ⇒石づきを切り落としてほぐし、$\frac{1}{3}$の長さに切る
- ○絹ごし豆腐…$\frac{1}{2}$丁　⇒粗くほぐす
- ○みそ…大さじ2強～3
- ○あおさ（乾物）…8g

1 鍋に水だしを入れて火にかけ、煮立ったらえのきと絹ごし豆腐を加えて煮る。

2 汁椀にあおさを入れておく。

3 **1**にみそを溶き入れて味をととのえる。

4 **2**の汁椀に**3**を注ぎ入れ、混ぜていただく。

水だしは便利！

重ね煮は陰陽の食材数種を上手に取り入れる料理で、素材の持つ甘みや風味、濃厚な旨みが引き出されるため、基本的にはだしいらずです。とはいえ、具が少ないスープやみそ汁、煮物などには、少し旨みをプラスしたいことも。

こんなとき便利なのが手軽にできる「水だし」です。昆布と煮干しをビンに入れ、水を注いで冷蔵庫で一晩おけば、風味のよいだしができます。ぜひお試しください。

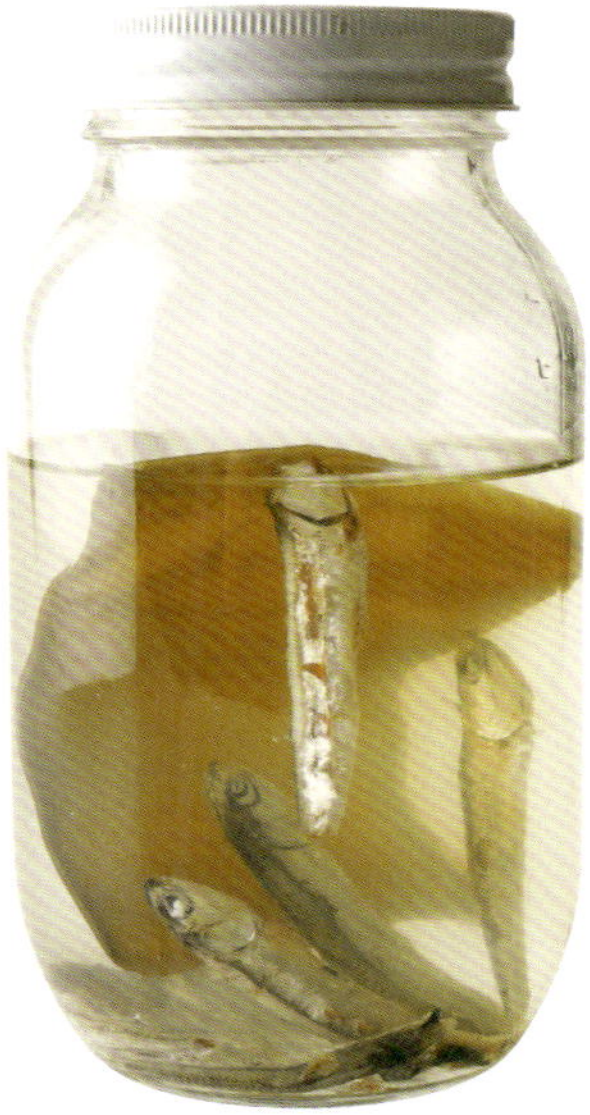

材料（使いやすい分量）と作り方

密閉容器やビンなどに、だし昆布5㎝角1枚と煮干し6～8尾を入れ、水3カップを注いで冷蔵庫で一晩おく。これだけで風味満点の水だしができますが、昆布や煮干しを入れたまま使うと生臭みが出て味が落ちるので注意。調理には、必ずこして使いましょう。

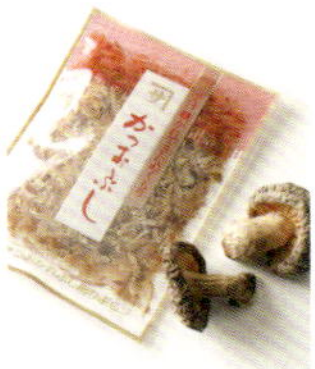

干ししいたけや削り節を加えても

「水だし」を作るとき、さらに干ししいたけ2個を加えると、しいたけの旨みも加わって濃厚なだしになります。また「水だし」に削り節一つかみを加え、さっと煮立てます。削り節が沈んだところでこせば、うどんやそうめん用のだしに。

陰性の豆と夏野菜、豆乳も使って
暑さを乗り切る汁物です

豆乳入り エスニック カレースープ

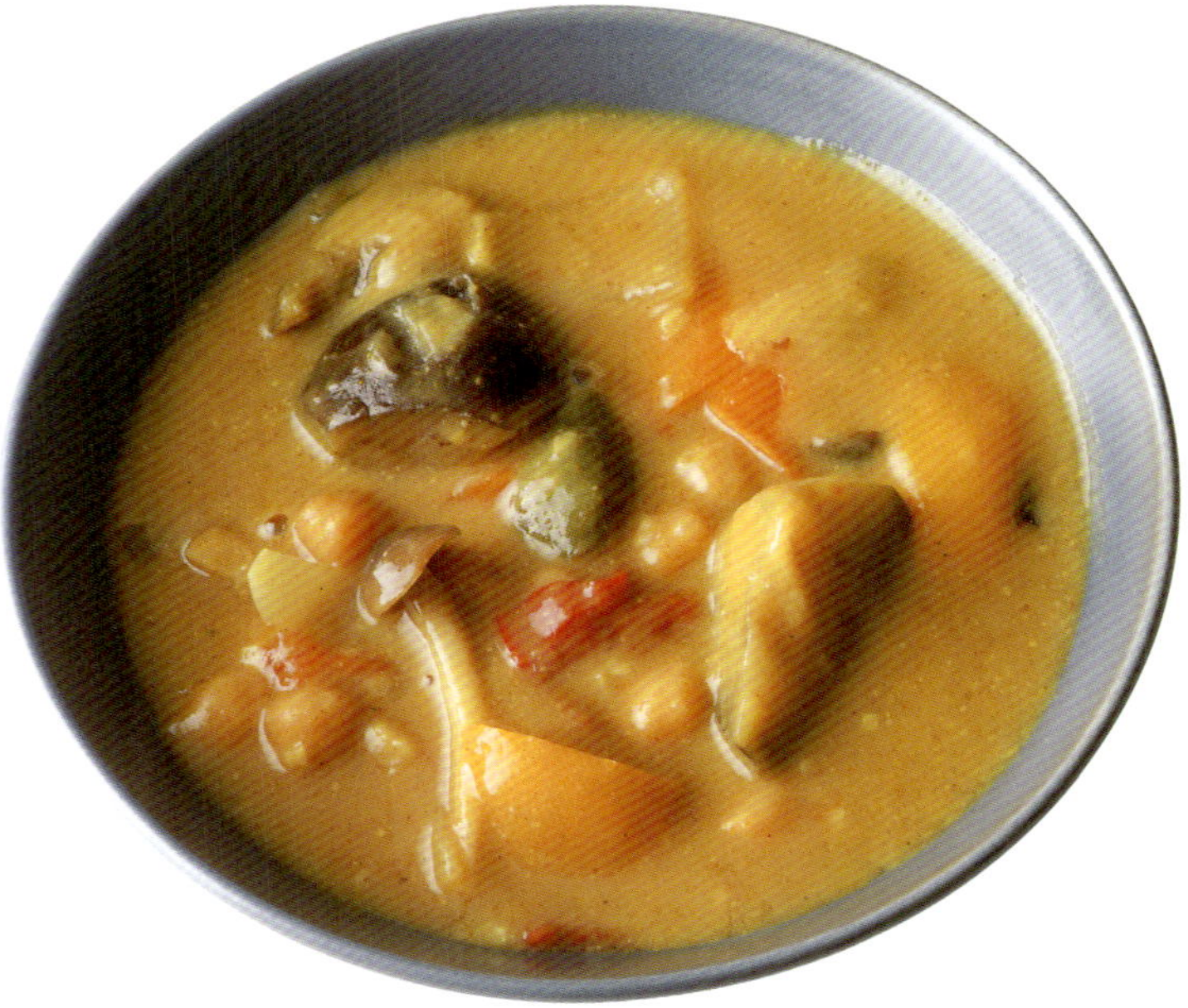

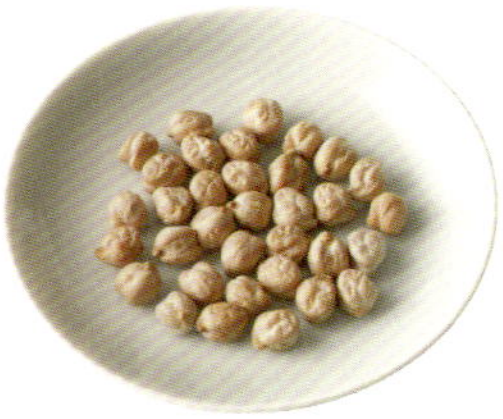

ひよこ豆

ガルバンゾー、チャナ豆とも呼ばれ、南アジア、中近東、ヨーロッパあたりでは紀元前から栽培されていた。日本ではエスニック料理の広まりとともに水煮缶が登場。乾燥した気候を好むので日本での栽培は向かず、多くが輸入品。たんぱく質、ビタミンB、E、ミネラルが多く栄養価は高い。

材料（4人分）

- ○ひよこ豆（乾物）…1/4カップ　⇒一晩水につけてもどし、ゆでておく※
- ○にんじん…1/3本（50g）　⇒乱切り
- ○玉ねぎ…中1個（150g）　⇒乱切り
- ○パプリカ（赤）…1/2個（75g）　⇒乱切り
- ○ピーマン…1個（35g）　⇒乱切り
- ○しめじ…小1/2パック（40g）　⇒石づきを切り落として小房に分ける
- ○なす…1個（80g）　⇒乱切り
- ○完熟トマト…小1個（80g）　⇒ざく切り
- ○にんにく…2片　⇒みじん切り

○ココナッツ油またはオリーブ油…大さじ2
○水だし…3～4カップ（豆のゆで汁を含む）
A
- ○豆乳…100mℓ
- ○カレー粉…大さじ1
- ○米粉…大さじ1 1/2～2

○塩…小さじ1弱
○しょうゆ…小さじ1
○ナンプラー…大さじ1

※ひよこ豆は洗って鍋に入れ、3～4倍の水に一晩（約8時間が目安）つけてもどします。つけ汁ごと火にかけ、豆がやわらかくなればOK。ゆで汁も豆の風味が出ているので、水だしと合わせて使います。多めにゆでて冷凍保存も可能。

1 鍋に油を熱し、にんにくを炒める。さらになすとトマトも加えて炒める。

2 続いて材料を図のように重ね入れる。材料がひたるくらいまで水だしを加え、一つまみの塩（かくし塩）を全体にふる。

3 ふたをして強火にかけ、煮立ってよい香りがしてきたら弱火にする。10分ほど煮込んで塩としょうゆを加え、さらに煮る。

4 Aをよく混ぜて**3**に加える。最後に味をみて塩、しょうゆ、ナンプラーで調味し、3分ほど煮込む。

基本の煮物3種

まずは素朴な味、懐かしい味の
煮物のご紹介から。

陰陽が調和した豆腐に
野菜と桜えびの旨みを添えて

炒り豆腐

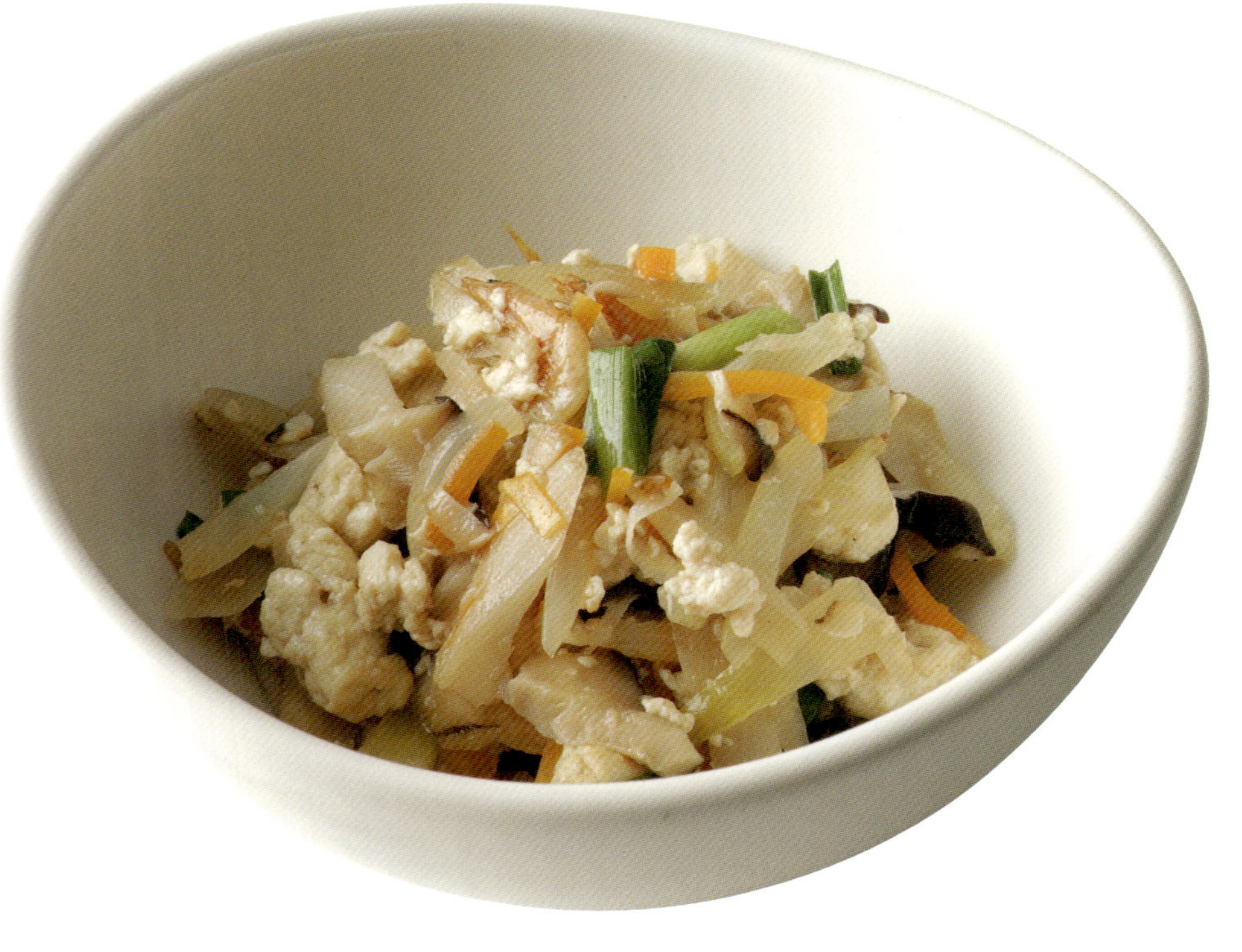

材料（4人分）

- ○さくらえび…大さじ1
- ○木綿豆腐…1丁
  ⇒水きりして手で大きめにちぎる
- ○ごぼう…3～4cm（30g）⇒ささがき
- ○にんじん…2cm（20g）⇒せん切り
- ○玉ねぎ…$\frac{1}{2}$個（100g）⇒粗みじん切り
- ○干ししいたけ…2個⇒湯でもどしてせん切り
- ○水（干ししいたけのもどし汁も含む）…$\frac{1}{3}$カップ
- ○しょうゆ…大さじ$1\frac{1}{2}$
- ○塩…少々
- ○ごま油…小さじ1強
- ○にら…3本
  ⇒2～3cm長さのざく切り

1 鍋に図のように材料を重ね入れ、分量の水を加えてふたをし、強火にかける。

2 煮立ってよい香りがしてきたら、弱火にする。

3 野菜がやわらかくなったら、しょうゆと塩を加えて全体をざっと混ぜ、風味づけのごま油をふって味をととのえる。

4 最後ににらを加えてひと煮する。

残った炒り豆腐でもう一品！

炒り豆腐は、ひと手間加えて「けんちん丼」としても楽しめます。

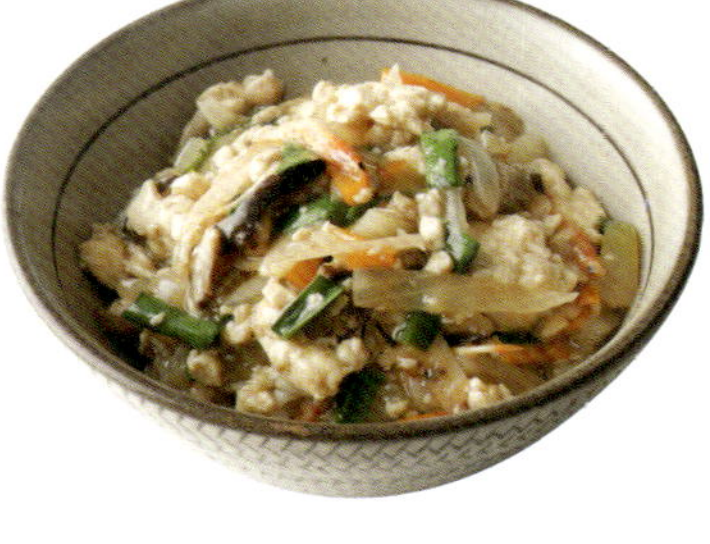

けんちん丼

材料と作り方

炒り豆腐適量は弱火にかけ、温まったら水溶き片栗粉（片栗粉大さじ1、水大さじ2）を回し入れる。中火にして全体を混ぜ、とろみがついたらでき上がり。ご飯にかける。

干すことで甘みが増すから
砂糖いらず

切り干し大根の煮物

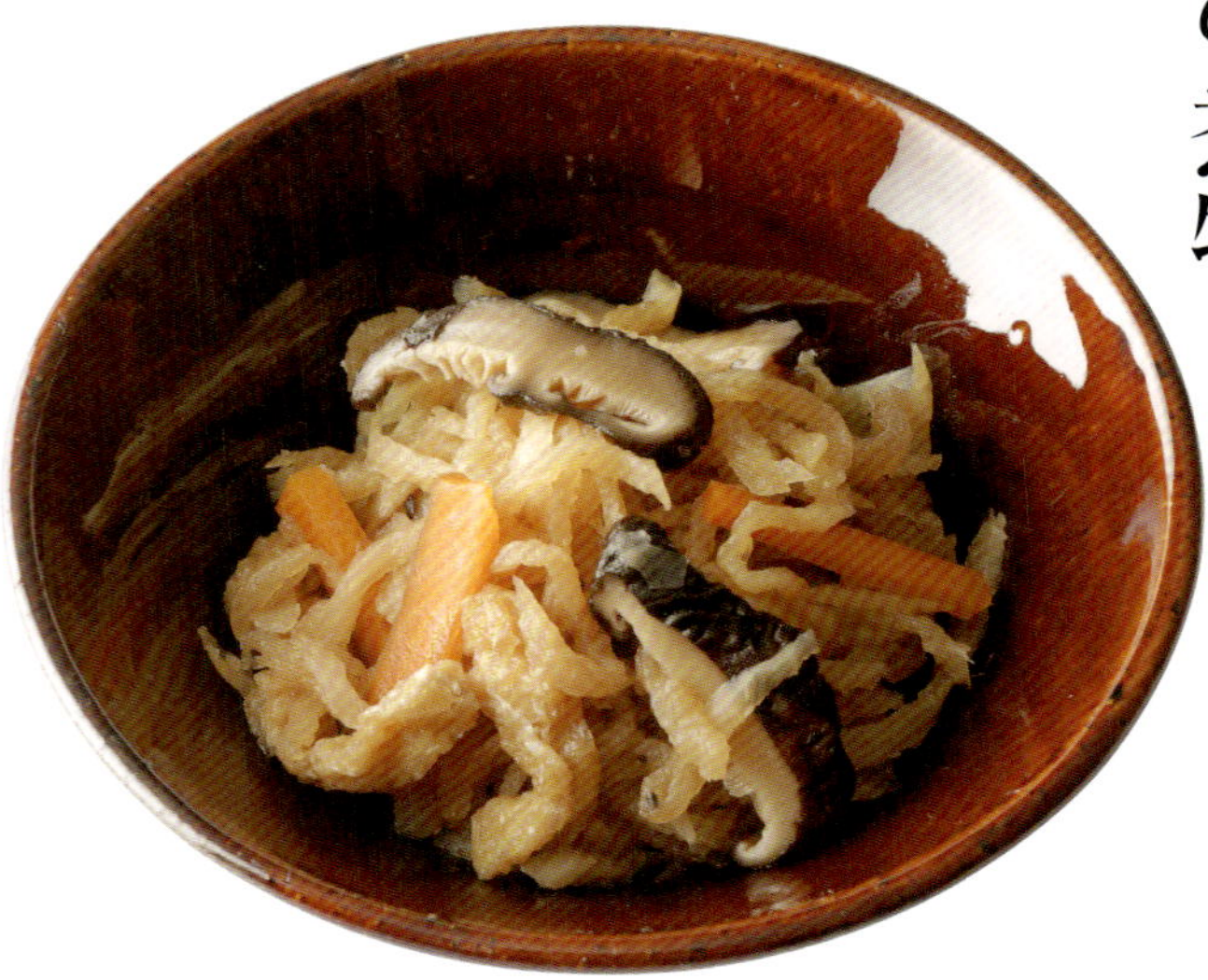

材料（4人分）

○油揚げ…大1枚（50g）　⇒せん切り
○にんじん…3㎝（30g）　⇒せん切り
○切り干し大根（乾物）…30g
　⇒2カップの水でよくもんで、もどす
○干ししいたけ…2個
　⇒水でもどして、せん切り

○水（切り干し大根と干ししいたけのもどし汁を含む）…1～$1\frac{1}{2}$カップ
○しょうゆ…大さじ2

1 鍋に図のように材料を重ね入れ、分量の水を加えてふたをし、強火にかける。

2 煮立ってよい香りがしてきたら弱火にする。

3 材料がやわらかくなったら、しょうゆを2回に分けて加え、汁けがなくなるまで煮含める。

☑ 切り干し大根のもどし汁をそのまま使うことにより、しょうゆだけの調味でも十分な甘みが出ます。

梅干しは塩けと酸味、
じゃこはだしで、味の引き立て役に

ひじきの梅干し煮

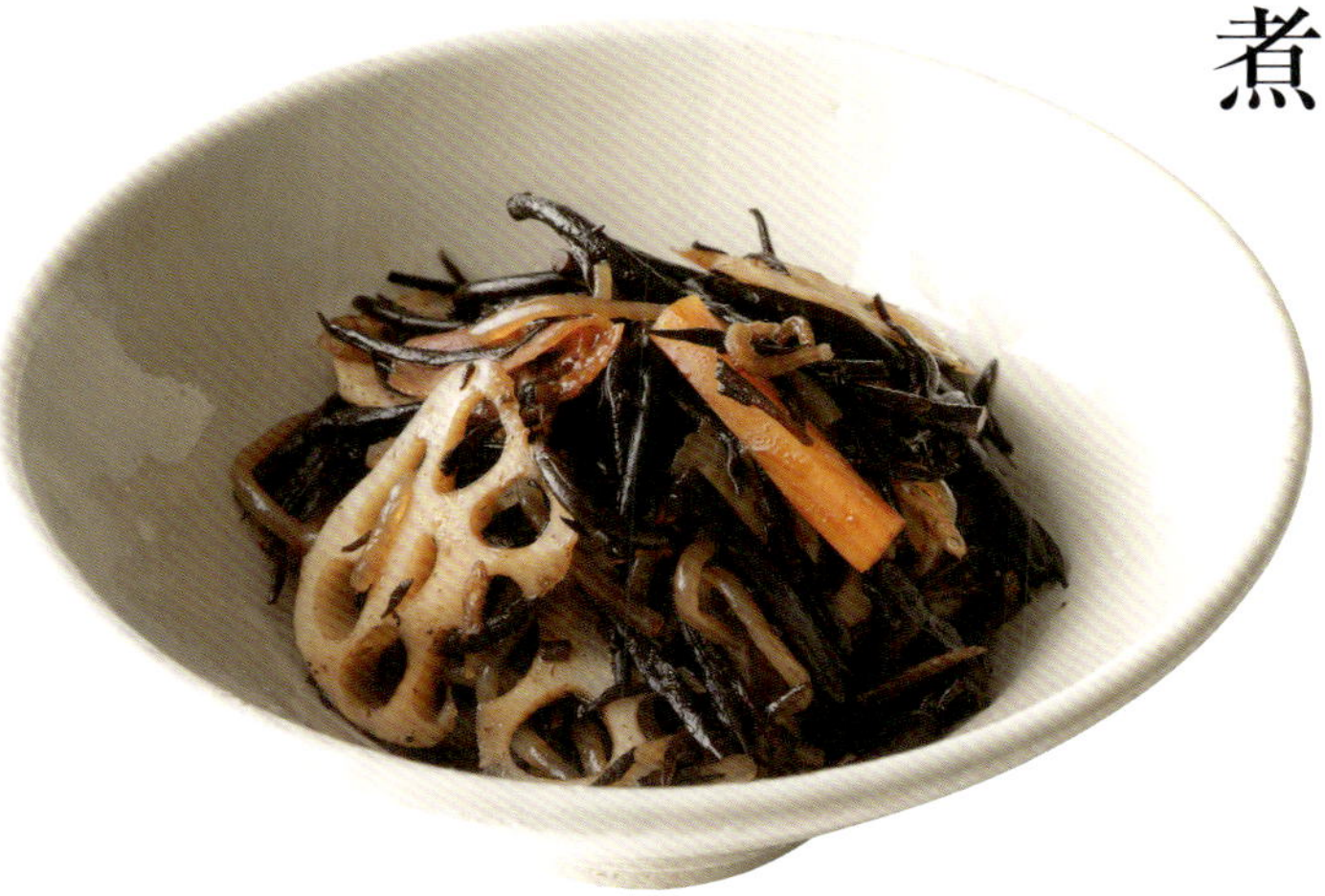

材料（4人分）

- ○ちりめんじゃこ…大さじ2
- ○梅干し…1/2～1個　⇒手でちぎる
- ○れんこん…1/3節（50g）⇒薄いいちょう切り
- ○にんじん…3㎝（30g）⇒せん切り
- ○ひじき（乾物）…15g　⇒湯でもどす
- ○糸こんにゃく…50g　⇒3㎝長さに切る

- ○水…1カップ
- ○みりん…大さじ1～2
- ○しょうゆ…大さじ1～2

1
鍋に図のように材料を重ね入れ、分量の水を加えてふたをし、強火にかける。

2
煮立ってよい香りがしてきたら弱火にし、五分通り煮る。

3
みりんとしょうゆを加えてざっと混ぜ、味をととのえて汁けがなくなるまで煮含める。

夏野菜とほたてで
作る夏の煮物。
温かくても冷やしても美味

ズッキーニと
コーンのとろり煮

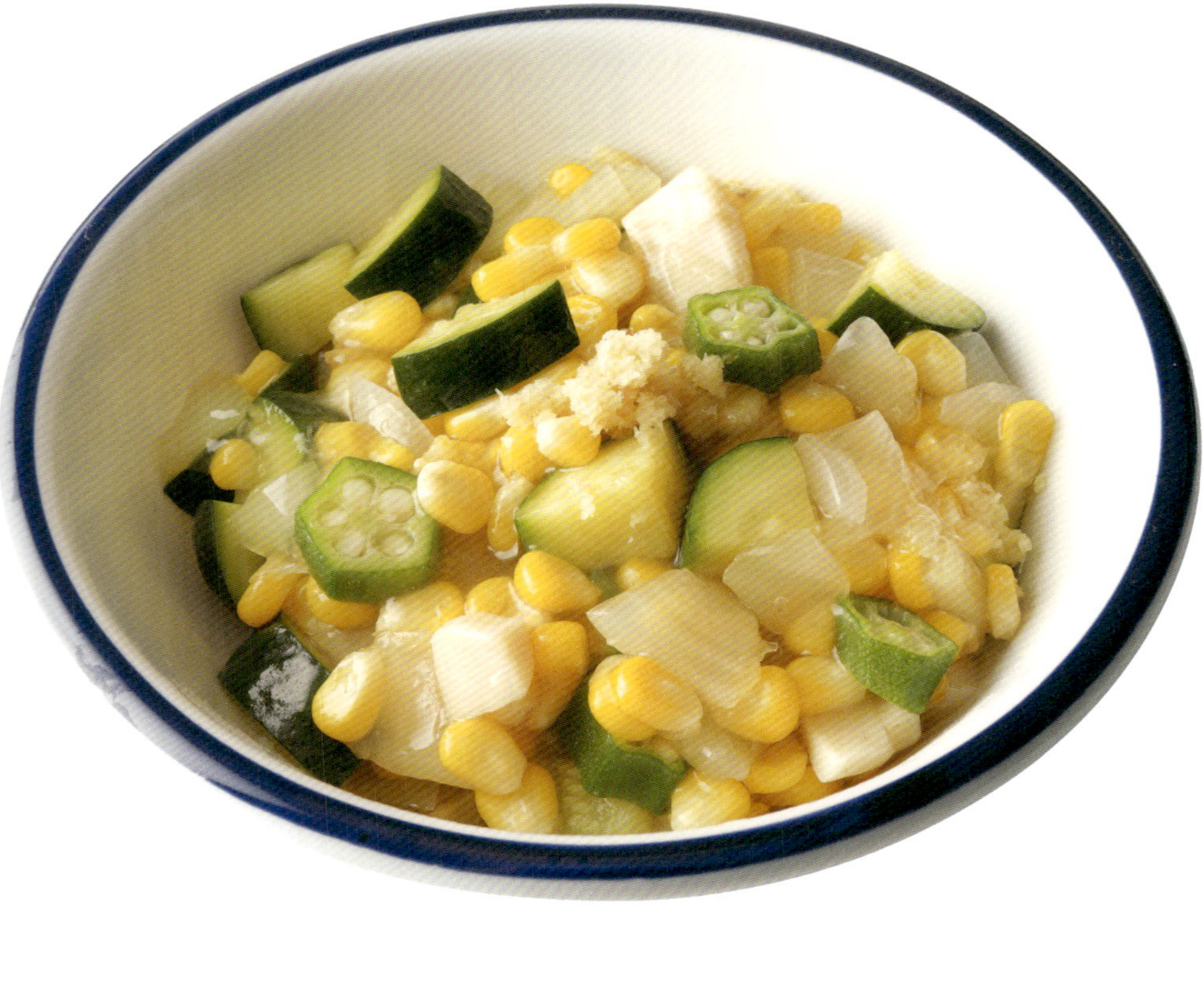

材料（4人分）

- ○ほたて貝柱（生）…2個　⇒繊維に沿って角切り
- ○とうもろこし…小1/3本（80g）　⇒実をそぐようにしてはずす
- ○玉ねぎ…小1/2個（80g）　⇒1cmの角切り
- ○ズッキーニ…1本（200g）　⇒1cm厚さのいちょう切り

- ○水…1カップ
- ○塩…小さじ1/2弱
- ○しょうゆ…大さじ1
- ○片栗粉…大さじ1　⇒大さじ2の水で溶く
- ○オクラ…2本　⇒小口切り
- ○しょうが（すりおろし）…小さじ1

※とうもろこしの実のはずし方は35ページ参照。缶詰のホールコーンを使ってもOKです。

1 鍋に図のように材料を重ね入れ、分量の水を加えてふたをし、強火にかける。

2 煮立ってよい香りがしてきたら弱火にし、ズッキーニが色よく煮えたら、塩としょうゆで味をととのえる。

3 全体をざっと混ぜ、水溶き片栗粉を回し入れてとろみをつける。最後にオクラとしょうがを加えてひと煮する。

☑ ズッキーニのかわりにきゅうりや冬瓜を、またほたて貝柱のかわりにえびを使ってもいいでしょう。

器に1人分ずつ
食材を重ねて蒸し器に。
蒸す調理は、素材の味が
丸ごと生きます

白身魚の タイ風蒸し物

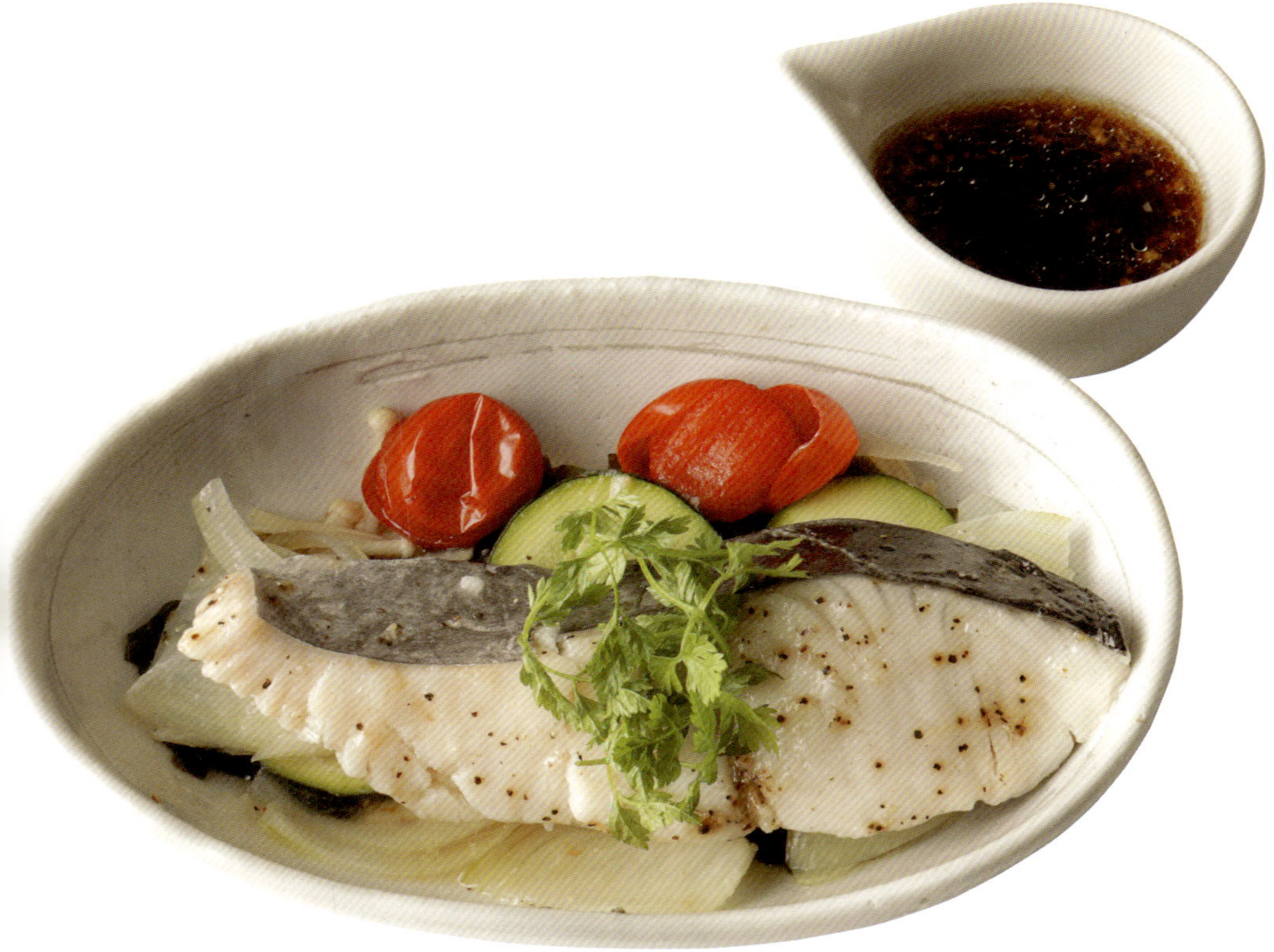

材料（2人分）

- ○白身魚…2切れ　⇒塩、こしょう各適量をふる
- ○玉ねぎ…1/4個（50g）　⇒くし形切り
- ○ズッキーニ…1/5本（40g）　⇒輪切り
- ○わかめ（生）…30g　⇒食べやすい大きさに切る
- ○えのきだけ…1/3袋（30g）　⇒石づきを切り落としてほぐす
- ○ミニトマト…4個

※ここで使った白身魚はさわらでしたが、すずき、おひょう、ひらめ、鯛なども美味です。

A 白身魚の下味

- ○酒…大さじ1
- ○片栗粉…小さじ1/2

B エスニック風味だれ

- ○しょうゆ・みりん…各大さじ2
- ○しょうが…1/2かけ（5g）　⇒みじん切り
- ○にんにく…1片　⇒みじん切り
- ○ナンプラー…大さじ1
- ○米酢…大さじ2
- ○ごま油…大さじ1

○パクチー…適量

1 白身魚はAをふってもみ込み、塩、こしょうで下味をつけておく。

2 それぞれの器に図のように野菜を重ね入れ、ミニトマトを添える。一番上に**1**の魚をのせる。

3 湯気の立った蒸し器に**2**を入れ（a）、強めの中火で15～20分ほど蒸す。

4 たれを作る。小鍋にBのしょうゆ、みりん、しょうが、にんにく、ナンプラーを入れて火にかけ、煮立ったら火を止めて米酢とごま油を加え混ぜる。

5 **3**にパクチーを添え、**4**のエスニック風味だれを適量かける。

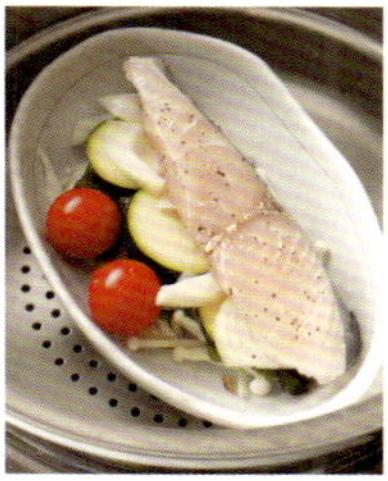

a　食材を重ねて準備した器は、蒸気がよく上がってから器ごと蒸し器に入れる。

フライパンで重ね煮

あと一品というとき

材料の風味や酸味が生きて食欲増進

セロリの梅煮

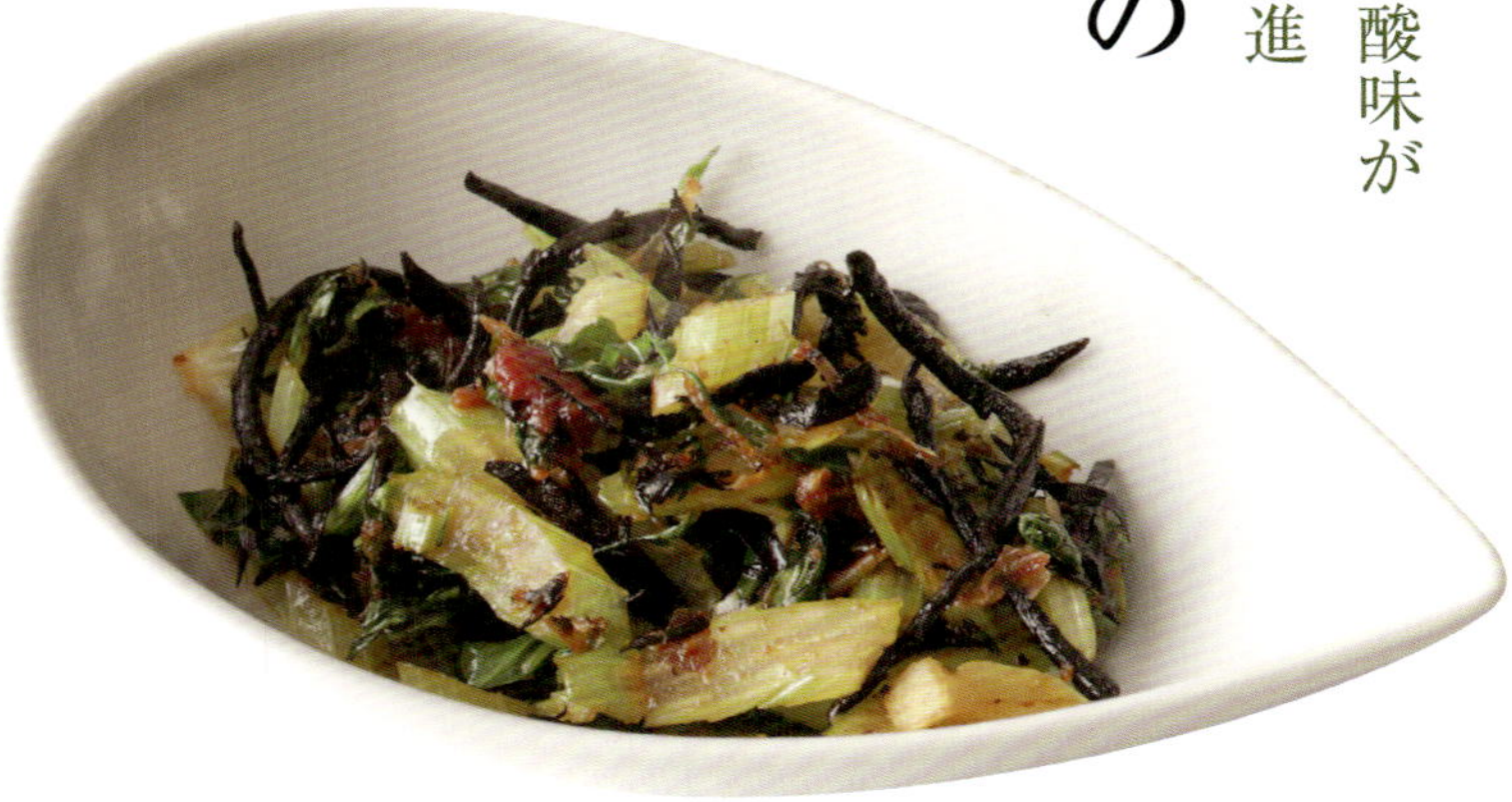

材料（３～４人分）

- ○梅干し…２個　⇒果肉をほぐして種を除く
- ○かつおぶし…3g
- ○セロリ…１本（100g）　⇒葉と軸ともに薄めのざく切り
- ○ひじき（乾物）…3g　⇒湯でもどす

- ○なたね油…大さじ１
- ○水…大さじ２
- ○しょうゆ…大さじ１
- ○みりん…大さじ２

1
フライパンに油を熱してひじきを炒める。油が回ったら、図のように材料を重ね入れて分量の水を加え、ふたをして中火で煮る。

2
1の水けがなくなってきたら、しょうゆとみりんを加えて混ぜ合わせ、１～２分ほど煮る。

3
水けがなくなるまで強火で炒り上げる。

夏のご飯に合う一品。
材料が色よく煮えたら
ごま油で炒り上げて
香ばしさをプラス

ピーマンとじゃこのきんぴら

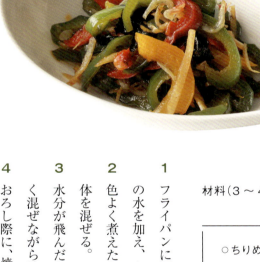

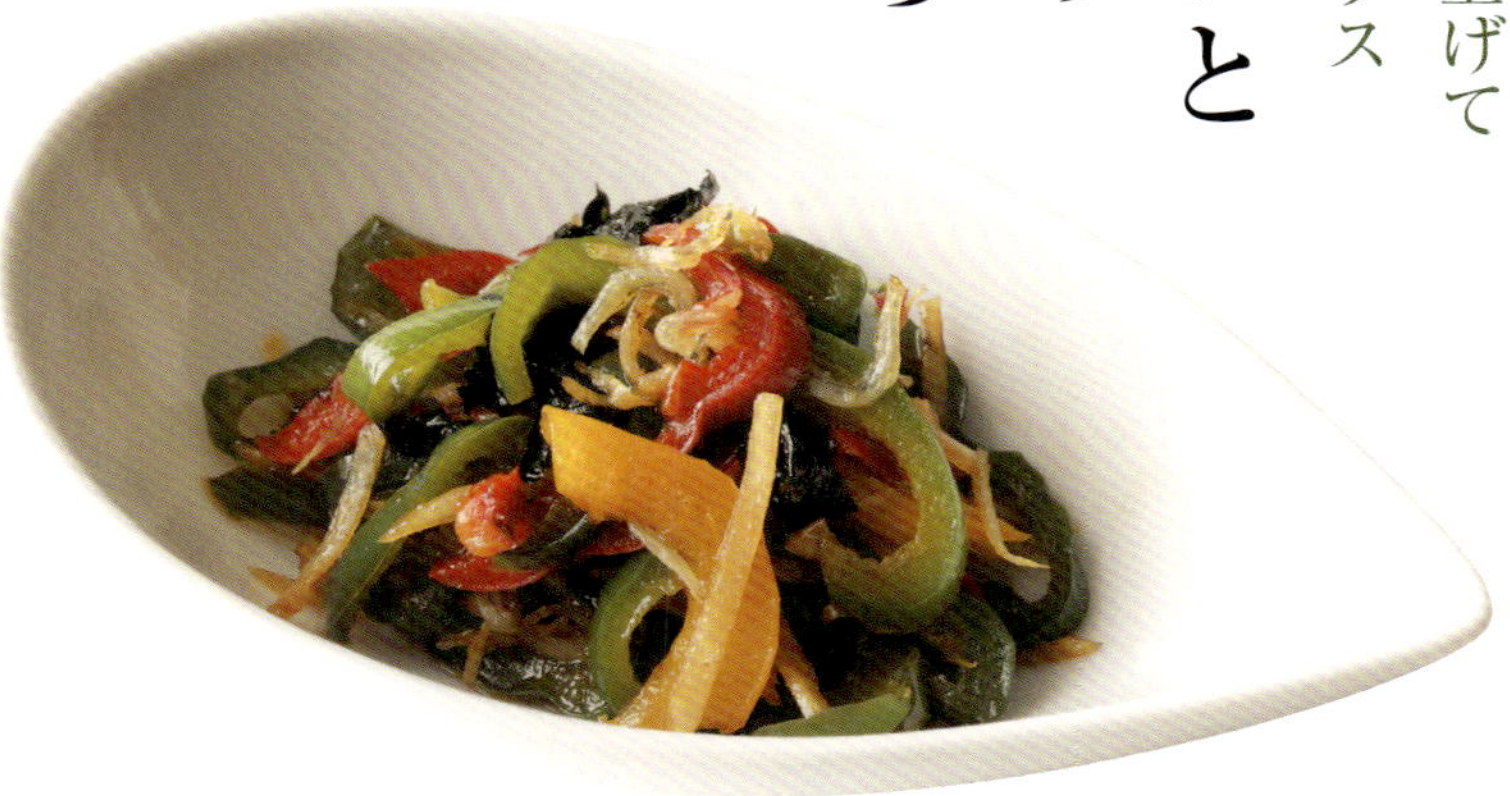

材料（3～4人分）

- ○ちりめんじゃこ…大さじ2
- ○ごぼう…3～4㎝（30g）　⇒ささがき
- ○ピーマン（緑、赤、黄を適宜に合わせて）…200g　⇒種を取ってせん切り
- ○しょうが…1かけ（10g）　⇒せん切り

- ○水…大さじ2
- ○しょうゆ…大さじ3
- ○みりん…大さじ2
- ○ごま油…大さじ1
- ○焼きのり…1枚　⇒手でちぎる

1
フライパンに図のように材料を重ね入れて分量の水を加え、ふたをして強火にかける。

2
色よく煮えたら、しょうゆとみりんを加えて全体を混ぜる。

3
水分が飛んだところでごま油を回し入れ、手早く混ぜながら強火で炒り上げる。

4
おろし際に、焼きのりを散らしてざっと混ぜる。

油で揚げないコロッケ

まぶした海藻やナッツがコクに

塩ざけと海藻のコロッケは、
ほのかな塩けと海の香が美味

海藻ボール

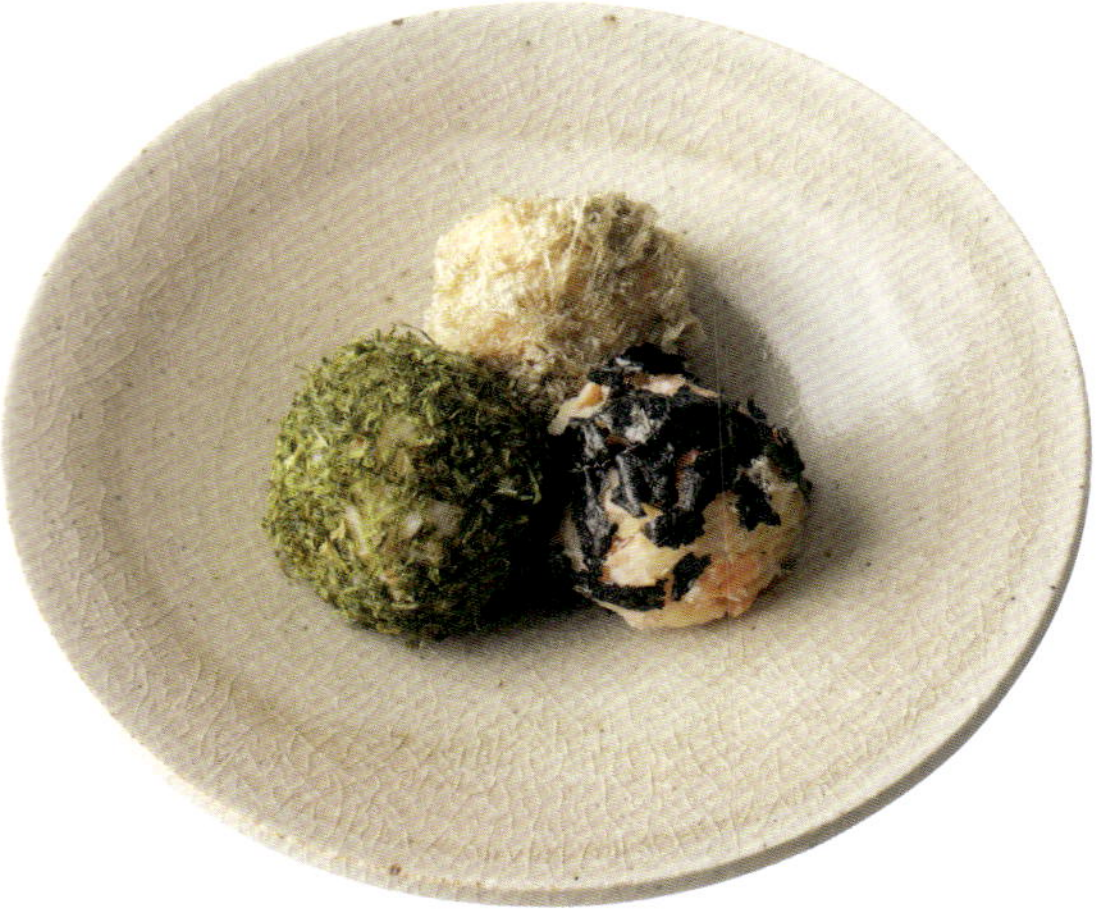

材料（4人分）

○塩ざけ（中塩）…1切れ（70g）⇒焼いておく
○にんにく…1片 ⇒みじん切り
○玉ねぎ…小1個（150g）⇒みじん切り
○じゃがいも…小4個（400g）⇒角切り

○水…½カップ
○塩・こしょう…各少々
○おぼろ昆布・焼きのり・青のり…各適量

※じゃがいもは皮がいたんでいないものや新じゃがは皮つきで。ただし芽は取り除きます。

1 鍋に図のように材料を重ね入れ、分量の水を加えてふたをし、強火にかける。

2 煮立ってよい香りがしてきたら、弱火にして蒸し煮する。

3 野菜がやわらかくなったら塩ざけを取り出し、強火にして炒り上げ、野菜の水けを飛ばす。

4 塩ざけは骨を取り除いてほぐし、**3**の鍋にもどす。マッシャーなどで全体をつぶして混ぜ、塩とこしょうで味をととのえる。

5 **4**を16～17等分してゴルフボール大に丸め、おぼろ昆布、焼のり、青のりをまぶす。

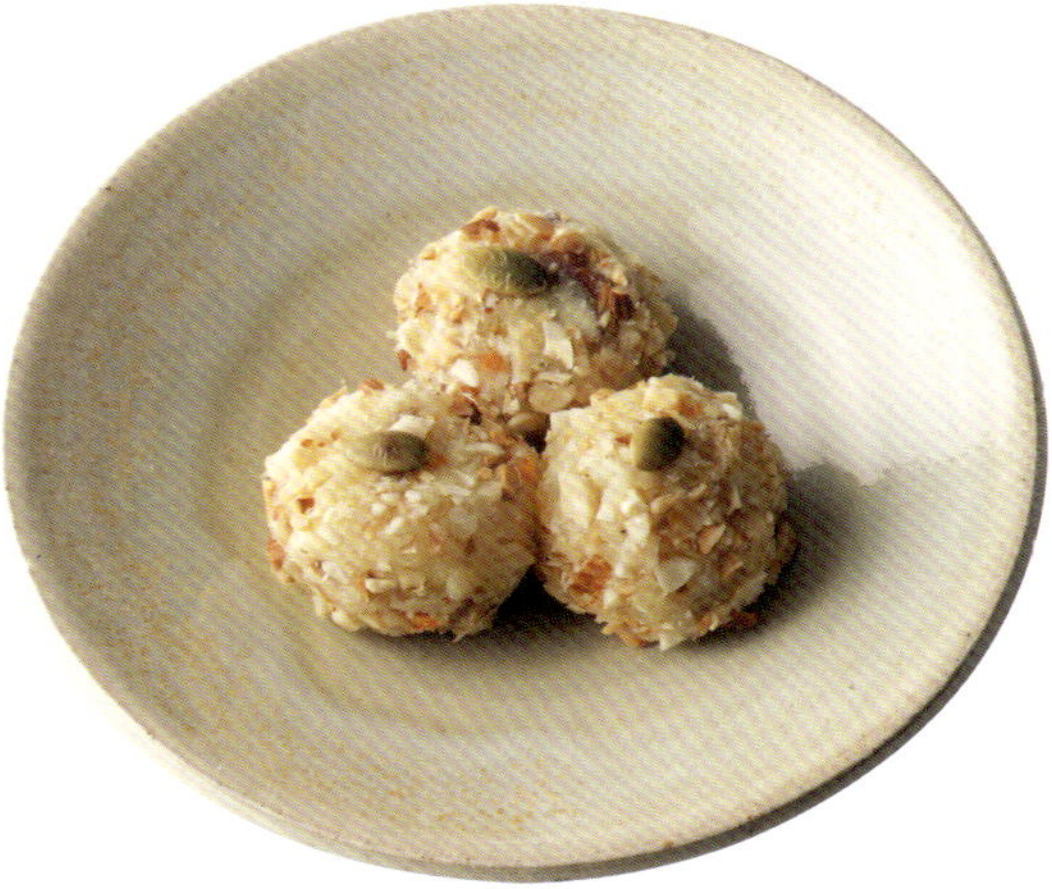

ナッツボール

ビタミン、植物性脂質豊富な
ナッツをまぶした
香ばしいコロッケ

材料（4人分）

- ○にんじん…小1/2本（50g）　⇨みじん切り
- ○にんにく…2片　⇨みじん切り
- ○玉ねぎ…小1個（150g）　⇨みじん切り
- ○さつまいも…大1本（300g）　⇨1.5㎝の角切り
- ○じゃがいも…小2個（200g）　⇨1.5㎝の角切り

- ○水…1/3～1/2カップ
- ○塩・こしょう…各少々
- ○ミックスナッツ（好みのもの）…適量　⇨刻んでおく

※さつまいもとじゃがいもは、洗って皮つきのまま使います。さつまいもをかぼちゃにしても甘くて美味です。

1 鍋に図のように材料を重ね入れ、分量の水を加えてふたをし、強火にかける。

2 煮立ってよい香りがしてきたら、弱火にして蒸し煮する。

3 野菜がやわらかく煮えたら強火にして炒り上げ、水けを飛ばす。

4 **3**をマッシャーなどでつぶし、塩とこしょうで味をととのえる。

5 **4**を24～25等分してゴルフボール大に丸める。全体にナッツをまぶしつけ、オーブントースターで焦げめがつくまで焼く。

彩りのよい夏野菜を重ね、
「さそい水」と
「かくし塩」で蒸し煮に。
ほんのり甘い野菜の
持ち味が引き出されます

重ね煮
ラタトゥイユ

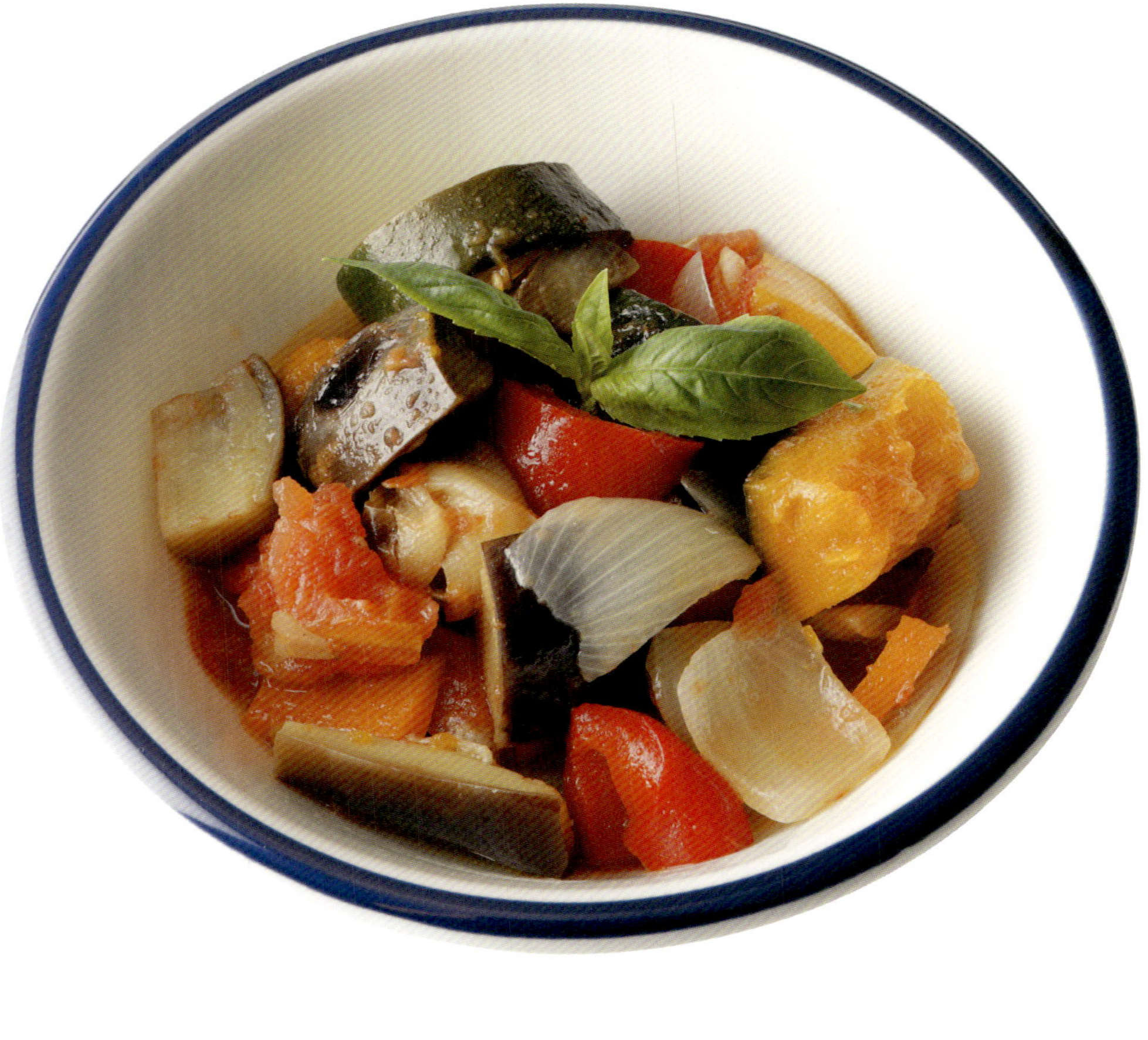

材料（4人分）

- ○にんじん…1/2本（50g）　⇒色紙切り
- ○玉ねぎ…小1個（150g）　⇒角切り
- ○かぼちゃ…小1/4個（200g）　⇒角切り
- ○ズッキーニ…中1本（150g）　⇒7〜8㎜厚さの輪切り
- ○パプリカ（黄、赤）…各1/3個（100g）　⇒色紙切り
- ○トマト…1 1/2個（300g）　⇒角切り
- ○なす…大2個（200g）　⇒角切り
- ○にんにく…2片　⇒薄切り

- ○水…大さじ1〜2
- ○オリーブ油…大さじ2
- ○しょうゆ・塩…各小さじ1
- ○バジル…適量

1 鍋にオリーブ油を熱してにんにくを入れ、香りが立つまで炒める。

2 1の鍋に図のように材料を重ね入れ、一つまみの塩と分量の水を加えてふたをし、中火で煮る。

3 煮立ってよい香りがしてきたら、弱火にして蒸し煮する。

4 野菜が七分通り煮えたら全体を混ぜ合わせ、しょうゆと塩を加えて味をととのえる。

5 さらに3分ほど煮て仕上げ、器に盛ってバジルを添える。

☑ 野菜たっぷりのおかずです。少人数の家庭でも多めに作って冷蔵し、スパゲティのソースにしたり、カレー風味にするなど料理のバリエも楽しめます。

焼き魚と夏野菜の洋風マリネ

丸ごと食べられる魚が美味。
マリネにすると
胃液の分泌がよくなり、
カルシウムの吸収も
アップします

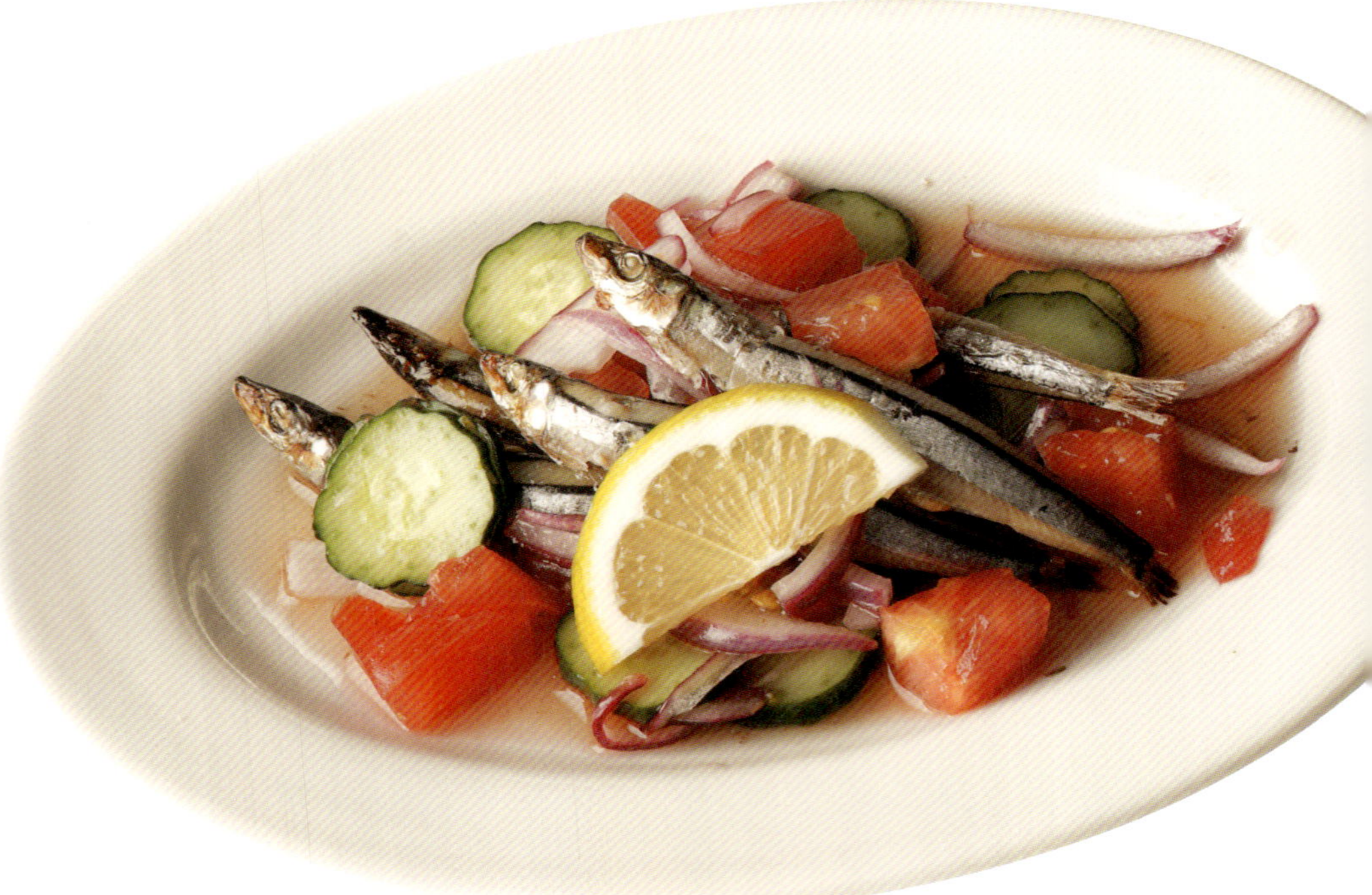

材料（4人分）

○きびなご（一夜干し）…20尾

○きゅうり…1本（100g）　⇒5㎜の輪切り

○紫玉ねぎ…小$\frac{1}{2}$個（80g）　⇒薄切り

○トマト…中1個（150g）　⇒1〜2㎝の角切り

マリネ液

○梅酢・みりん…各大さじ2

○はちみつ…大さじ1

○レモン…$\frac{1}{2}$個
⇒飾り用に薄い半月切り4枚、残りの皮はみじん切り

○りんご酢（または米酢）・レモン汁…各大さじ1

※ここでは一夜干しのきびなごを使いましたが、はたはた、わかさぎなど好みの魚でOK。生のあじも美味です。中サイズのあじを求め、腹わたとぜいごを取って薄塩をし、焼いてマリネにします。

1　マリネ液を作る。小鍋に梅酢、みりん、はちみつを入れて火にかけ、沸騰したらレモンの皮を加えて火を止める。粗熱が取れたら、りんご酢とレモン汁を加える。

2　1に紫玉ねぎを入れて漬け込む。

3　バットなどに、きゅうりとトマトを入れて2を加える。

4　魚は軽くあぶり焼き、熱いうちに3に加えて漬け込む。

5　4を十分に冷やして器に盛り、レモンを飾る。

☑　酸味が強いマリネ液は、ホウロウかステンレスの鍋で作ります。でき上がりにパセリやフェンネルなどハーブ類を散らして香りを添えてもいいでしょう。

カレー粉は重宝スパイス！
手軽に本格カレー風味をプラスできます。

カレー粉プラスで
発汗や消化を促進！
夏バテ解消にも効果的です

なすとトマトと いかのカレー煮

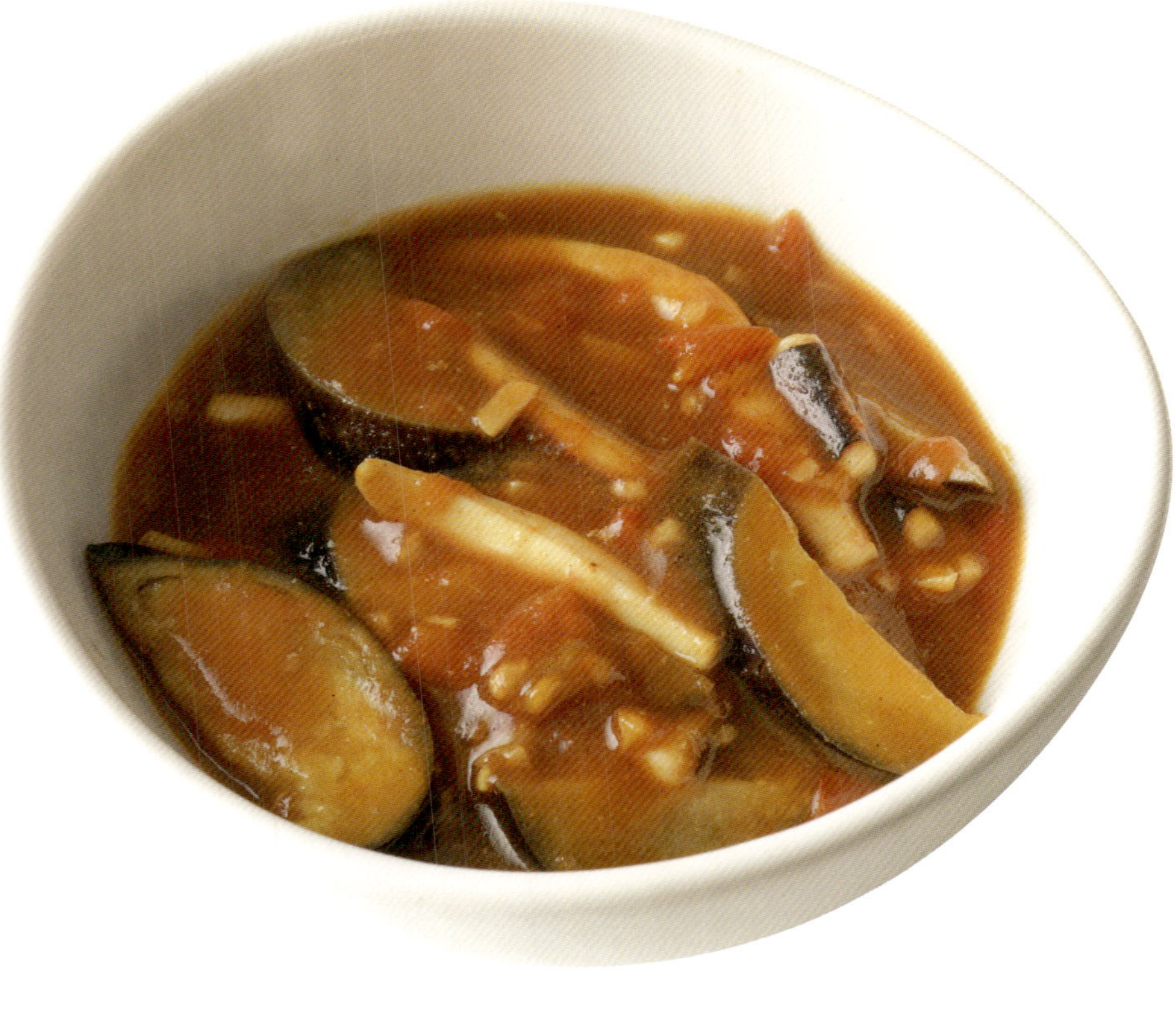

材料（2人分）

- ○いか…1杯　⇒腹わたを取って胴は輪切りにし、足は3㎝長さに切る
- ○トマト（完熟）…大1個（250g）　⇒ざく切り
- ○なす…2個（150g）　⇒斜め半月切り
- ○しょうが・にんにく…各5g　⇒みじん切り

- ○オリーブ油…大さじ1強
- ○水…$\frac{1}{4}$カップ
- ○塩…小さじ$\frac{1}{2}$
- ○しょうゆ…大さじ2弱
- A
  - ○カレー粉…大さじ$\frac{1}{2}$
  - ○片栗粉…大さじ1強
  - ○水…大さじ2

1 鍋にオリーブ油を熱してにんにくとしょうがを入れ、香りが立つまで炒める。

2 さらになすとトマトを加えて炒める。油が回ったら、上にいかをのせ、分量の水を加えてふたをし、強火で煮る。

3 Aのカレー粉と片栗粉、水を合わせてよく混ぜておく。

4 **2**が煮立ってよい香りがしてきたら弱火にする。野菜が煮えたら、塩としょうゆで味をととのえ、**3**を加え混ぜてカレー風味を添え、とろみをつける。

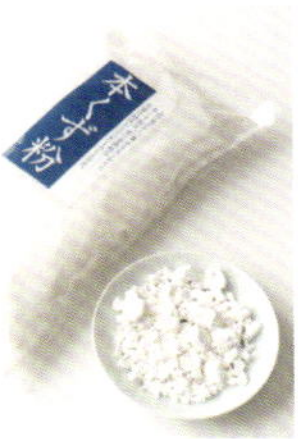

くず粉

くずの根からとったデンプンで和菓子の材料や調理のとろみづけに。解熱・発汗・解毒・整腸と優れた作用があり、風邪のひき始めに効く葛根湯の原料にもなっています。お湯で溶いたくず湯は、体を温めて体調をととのえてくれる、子どもからお年寄りまでおすすめの「家庭薬」。

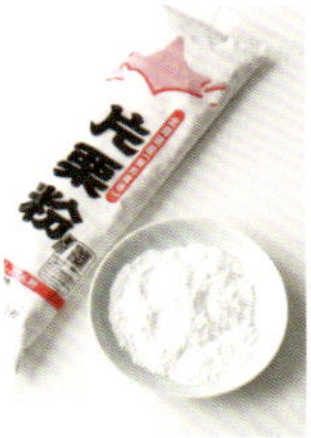

片栗粉

調理のとろみづけに使われますが、このほとんどがじゃがいもデンプン。とろみが強く、透明度が高いのが特徴。ただし加熱を続けたり、時間がたつととろみが落ちます。

カレー風味で食欲アップ。
とろみのくず粉は
胃腸をととのえます

夏野菜のカレー

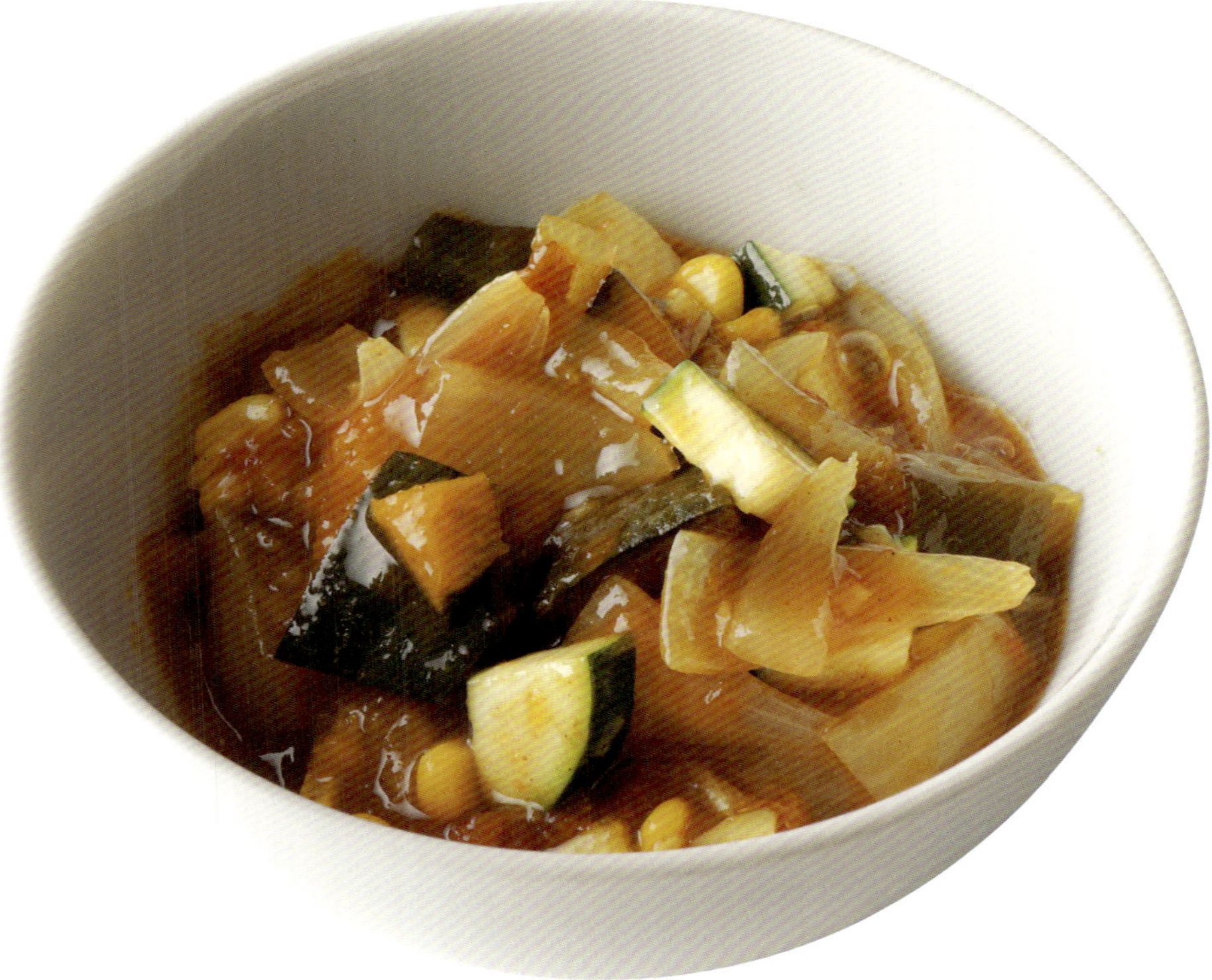

材料（2人分）

○にんじん…小$1\frac{1}{2}$本（60g）	⇒乱切り
○とうもろこし（実）…30g	⇒実をはずす（→35ページ参照）
○にんにく…1片	⇒みじん切り
○玉ねぎ…大1個（250g）	⇒くし形切り
○かぼちゃ…$\frac{1}{8}$個（150g）	⇒角切り
○ズッキーニ…$\frac{1}{3}$本（70g）	⇒1cm厚さのいちょう切り
○しょうが…3g	⇒みじん切り
○トマト（完熟）…小1個（100g）	⇒ざく切り

○水…2カップ
○塩…大さじ$\frac{1}{2}$
○しょうゆ…大さじ1～2

A
○カレー粉…小さじ1～2
○くず粉（73ページ参照）…大さじ2
⇒2倍量の水で溶いておく

※トマトのかわりにトマトピューレ80mℓを使ってもOK。

1　鍋に図のように材料を重ね入れ、七～八分目まで水を加えてふたをし、強火にかける。

2　煮立ってよい香りがしてきたら弱火にし、塩少々を加えて15分ほど煮る。

3　Aのカレー粉と水溶きくず粉を合わせて混ぜておく。

4　野菜が七分通り煮えたら、残りの水を加えてさらに煮込み、塩、しょうゆ、Aを加え混ぜて味をととのえる。

陰の野菜と陽のみそ。
重ね煮にすれば
バランスのよい夏のおかずに

夏野菜のみそ煮

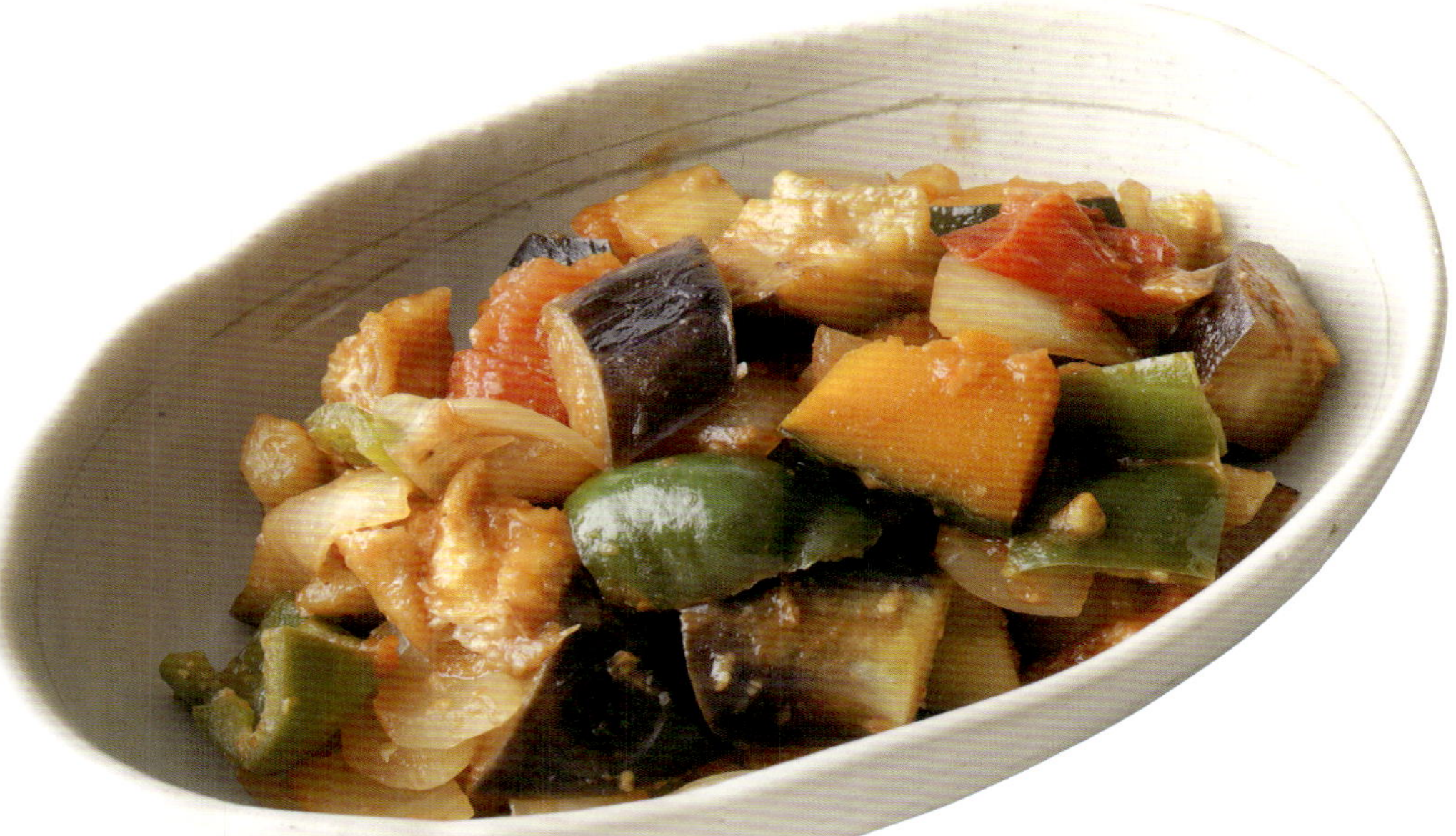

材料（4人分）

- ○みそ…大さじ2
- ○油揚げ…1枚（30g）　⇒色紙切り
- ○玉ねぎ…小1個（150g）　⇒1㎝の角切り
- ○かぼちゃ…$\frac{1}{10}$個（100g）　⇒5㎜厚さの角切り
- ○ピーマン…2個（60g）　⇒種を取って短冊切り
- ○トマト…中1個（150g）　⇒2㎝の角切り
- ○なす…大3個（300g）　⇒縦半分に切り、2㎝厚さの斜め切り
- ○にんにく…1片　⇒薄切り

- ○オリーブ油…大さじ1
- ○水…$\frac{1}{2}$カップ
- ○しょうゆ…大さじ1

1　鍋にオリーブ油を熱してにんにくを炒め、香りが立ったら、なすを加えて炒める。

2　全体に油が回ったら図のように材料を重ね入れ、分量の水を加えてふたをし、強火で煮る。

3　煮立ってよい香りがしてきたら中火にし、野菜がやわらかく煮えたら、しょうゆを加えて全体をざっと混ぜ、味をととのえる。

☑　強めの火で早めに煮上げると、なすやピーマンの色がきれいに残ります。甘口がお好みなら、しょうゆを加えるときにみりん大さじ1をプラスしてもいいでしょう。

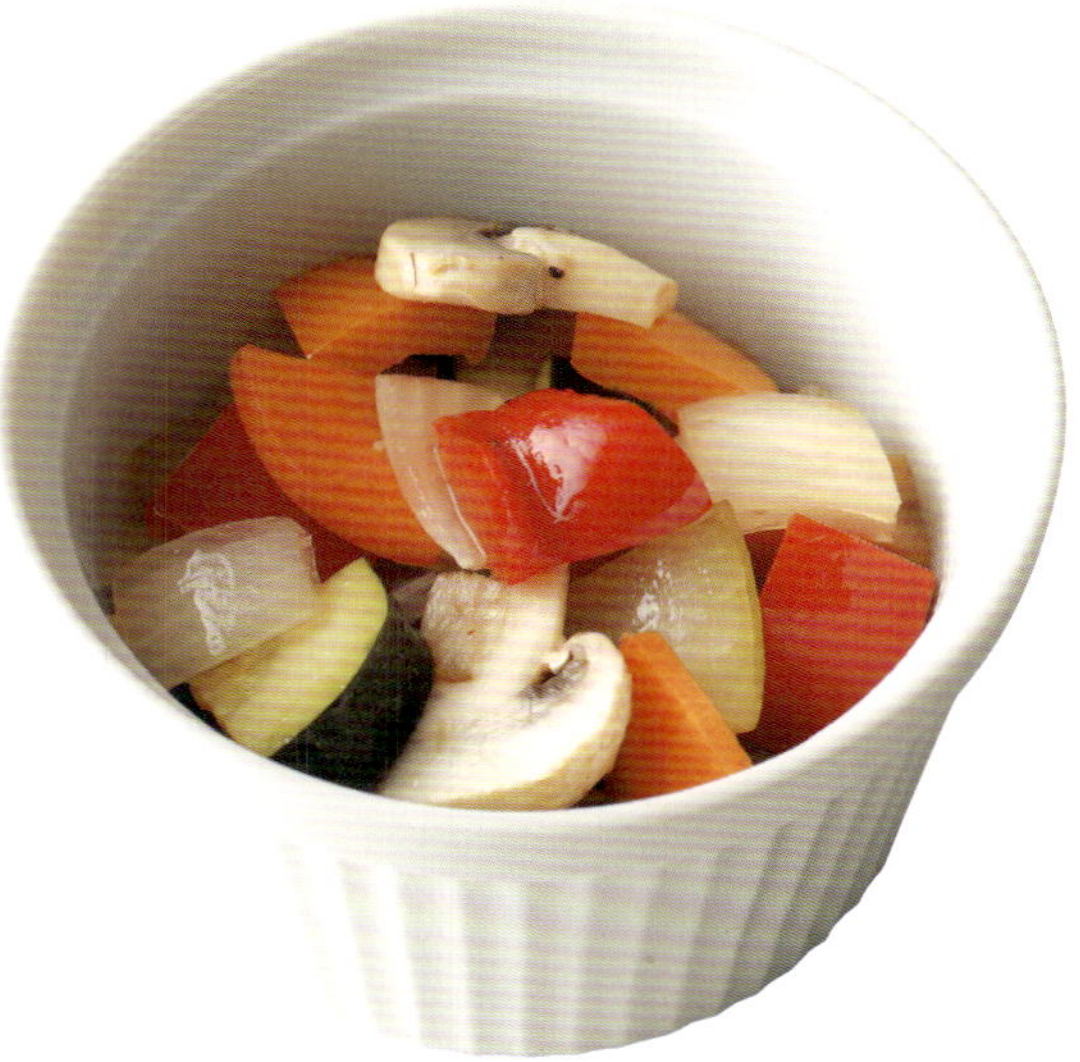

さわやかな野菜の味と
歯ごたえが美味

夏野菜のピクルス

材料（作りやすい分量）

○にんじん…1/2本（80g）⇒5㎜厚さの輪切り
○玉ねぎ…1/2個（100g）⇒くし形切り
○ズッキーニ…1 1/2本（100g）⇒1㎝厚さのいちょう切り
○パプリカ（赤、黄）…各1/3個（100g）⇒色紙切り
○マッシュルーム…1/2パック（75g）⇒4～5㎜厚さに切る

ピクルス液

○水…1/2カップ
○ワインビネガー…1/4カップ
○塩…大さじ1/2
○しょうゆ…小さじ1
○梅酢…大さじ1
○てん菜含蜜糖…大さじ1 1/2
○黒こしょう…少々

○オリーブ油…小さじ1

※てん菜含蜜糖のかわりに、はちみつ大さじ1を加えてもOKです。

1 ピクルス液を作る。ボウルに水と調味料を入れ、よく混ぜ合わせておく。

2 ホウロウかステンレスの鍋に図のように材料を重ね入れ、**1**を加えて強火で2～3分ほど煮立てる。歯ごたえが残るように火を通し、手早く冷ます。最後にオリーブ油を加える。

2章

秋から冬のご飯とおかず

雑穀やいもは体にやさしい糖質を与えてくれ
根菜や脂がのった魚は寒さから身を守ってくれます。

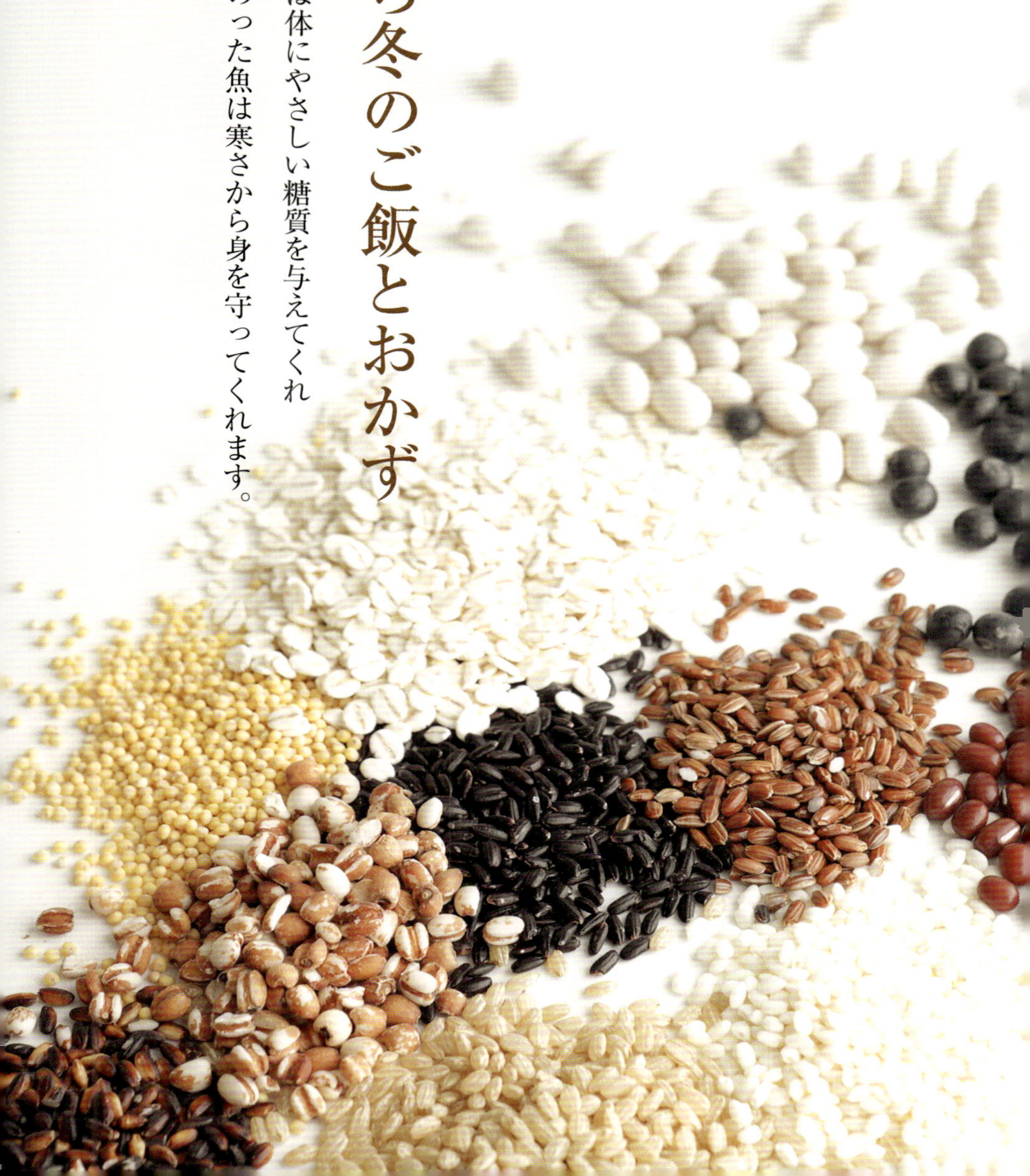

ほっこりもちもちのご飯。
さつまいもは食物繊維、
あわはミネラルの宝庫です

あわ入りさつまいもご飯

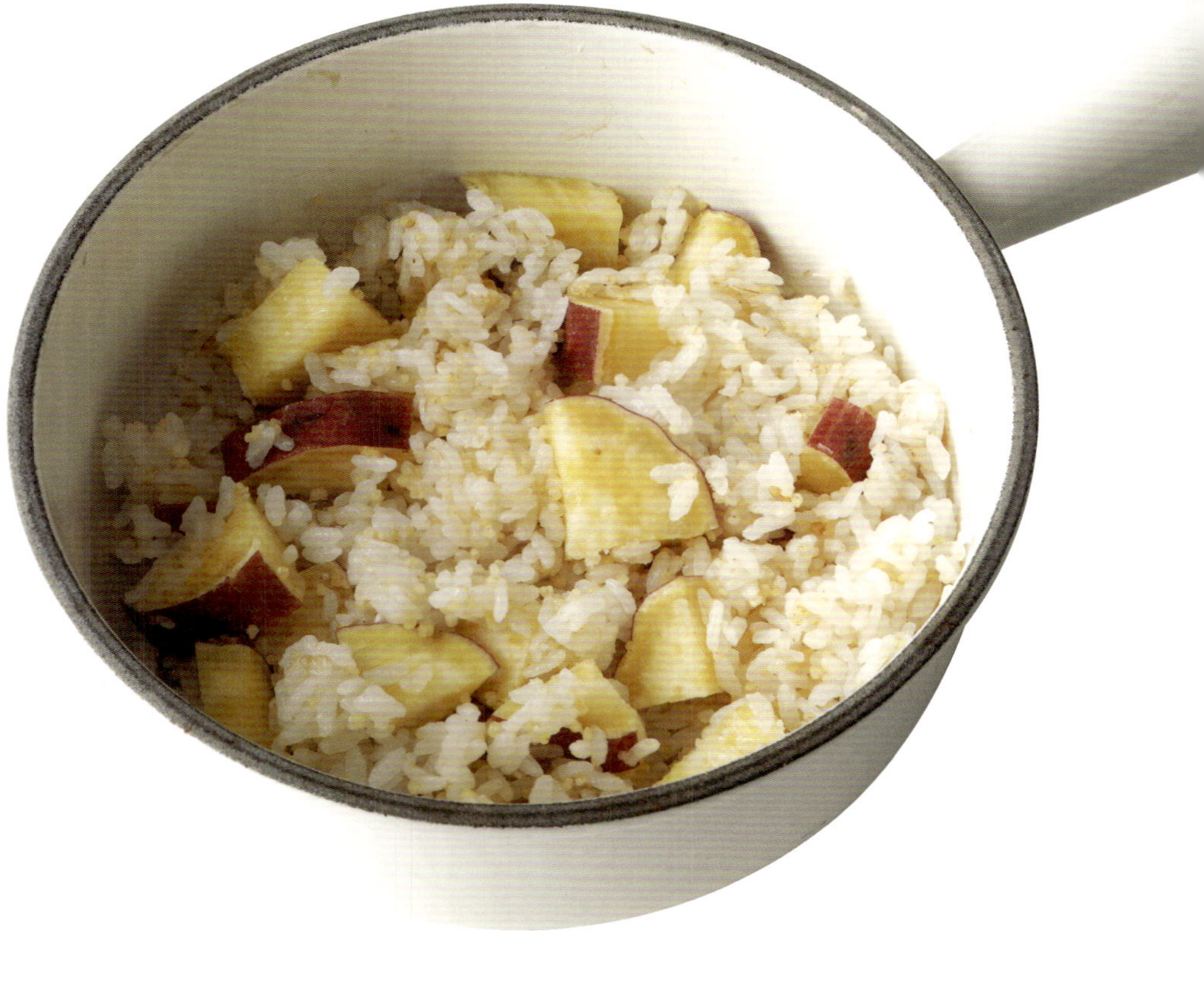

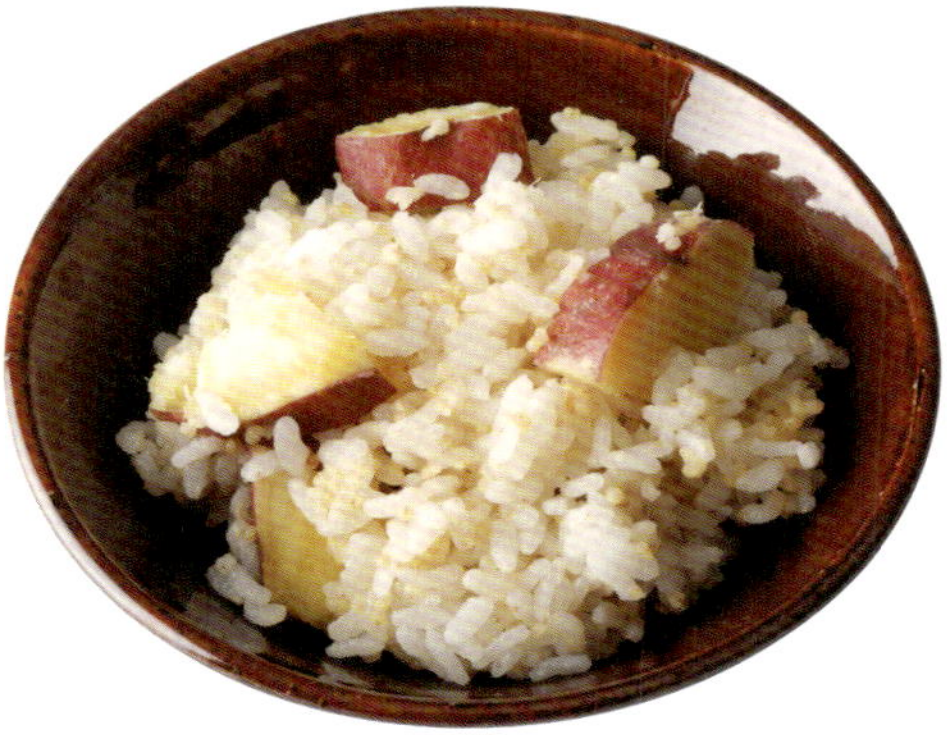

材料（4人分）

- ○五分づき米…1.8合
- ○もちあわ…0.2合
- ○さつまいも…$\frac{1}{2}$本（100g）
  ⇒皮つきのまま5㎜厚さのいちょう切り
- ○塩…小さじ$\frac{1}{2}$強
- ○水…米とあわの1.2倍強
- ○梅酢…小さじ$\frac{1}{3}$

1 五分づき米ともちあわはいっしょに洗い、30分以上分量の水につけておく。

2 **1**にさつまいもと分量の塩を加えて炊飯器で普通に炊く（＊ここでは厚手鍋で炊飯）。

3 炊き上がったら10分ほど蒸らして全体をさっくりと混ぜる。

☑ 五分づき米に入れる雑穀はきび（↓31ページ）やひえでもＯＫ。

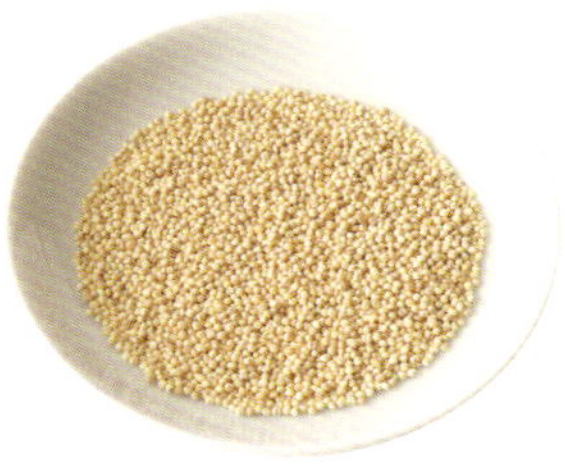

もちあわ

あわにももち種とうるち種があり、直径1.5㎜ほどの小さな粒。あわはくせがなく、とくにもち種は甘みが強い。米に混ぜて炊いたり、あわ餅、あわ麩なども。ミネラル豊富で、雑穀の中ではたんぱく質やビタミンB_1も比較的多い。

ミネラル豊富なきびが
甘く新鮮な味わい！
里いもは皮をむきます

きび入り里いもご飯 ゆず風味

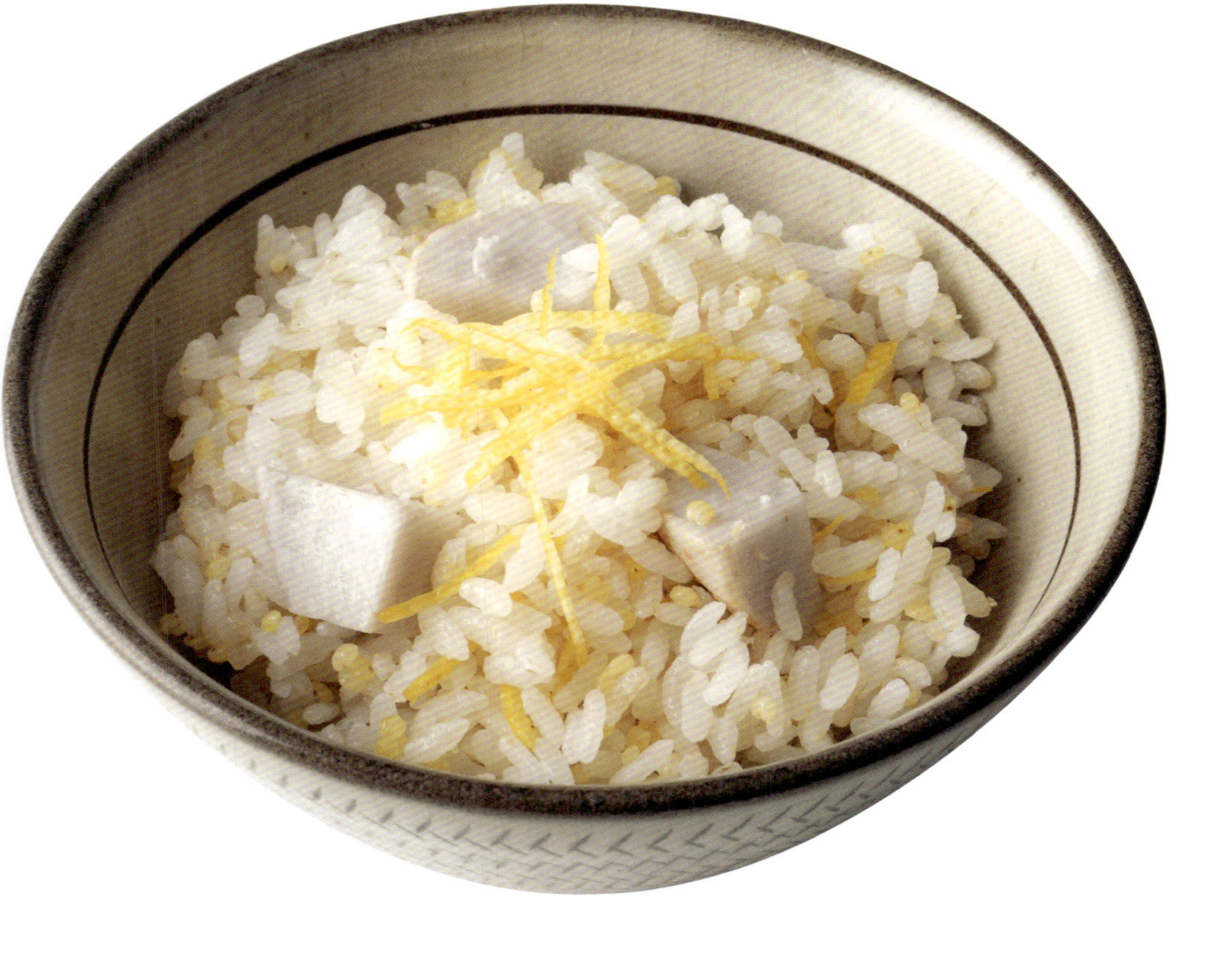

材料（4人分）

○五分づき米…1.8合

○もちきび…0.2合（→31ページ）

○里いも…2個（80g）　⇒皮をむいて角切り

○塩…小さじ$\frac{1}{2}$強

○水…米ときびの1.2倍

○ゆず…$\frac{1}{2}$個　⇒皮をそぎ、せん切りにする

1　五分づき米ともちきびはいっしょに洗い、30分以上分量の水につけておく。

2　1に里いもと分量の塩を加えて、炊飯器で普通に炊く。

3　炊き上がったら10分ほど蒸らして全体をさっくり混ぜる。器に盛り、ゆず皮を散らす。

豆や赤米も、玄米とともに
一晩水につければ、
炊飯器で普通に炊けます

手亡豆《てぼうまめ》と赤米入り玄米ご飯

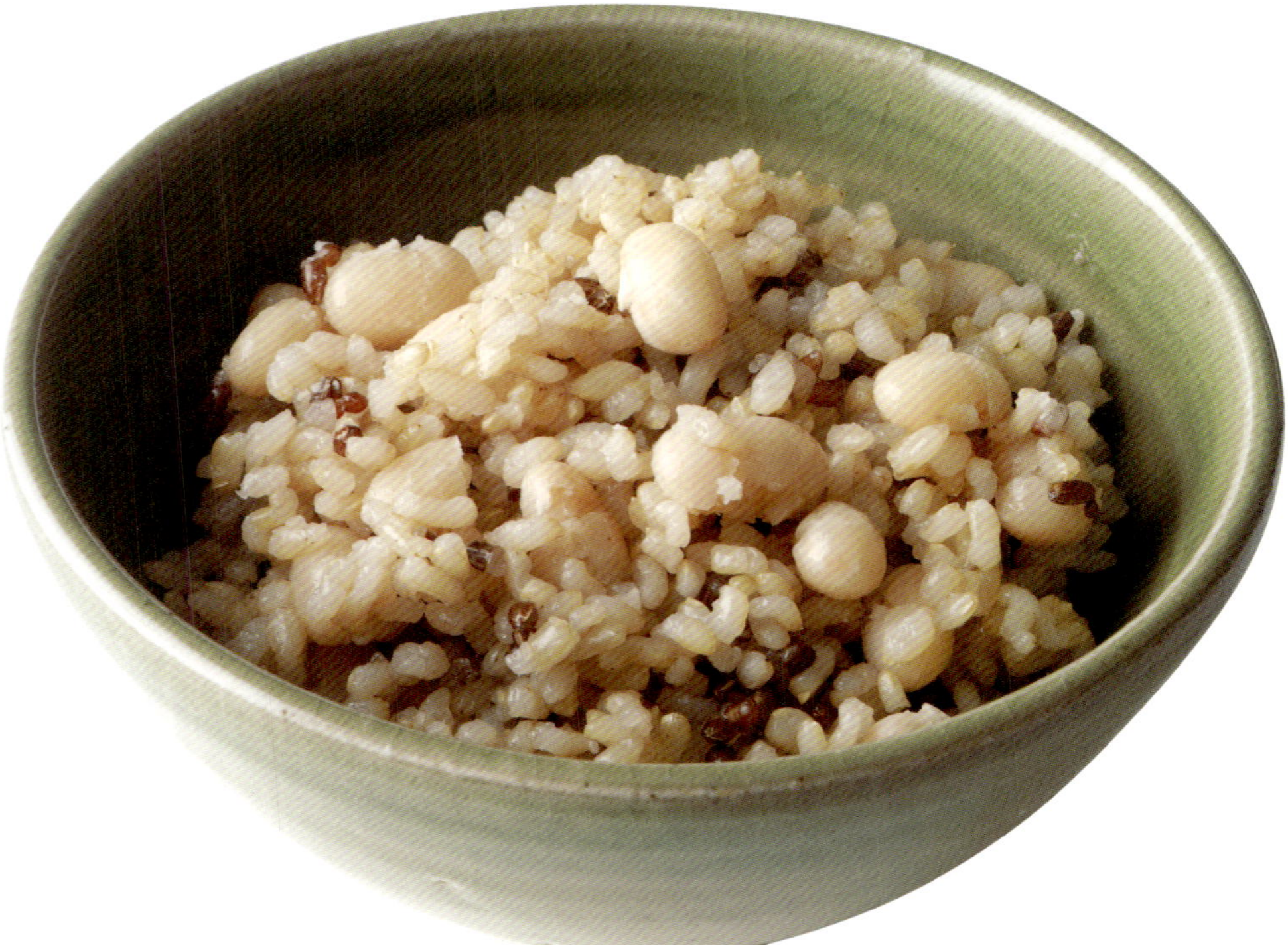

材料（4人分）

- ○玄米…1.5合
- ○赤米…大さじ2
- ○手亡豆…$\frac{1}{3}$カップ
- ○塩…小さじ$\frac{1}{2}$
- ○水…3カップ弱

1 玄米、赤米、手亡豆はいっしょに洗い、分量の水につけて一晩おく。

2 **1**に分量の塩を加え、炊飯器の玄米モードにセットして普通に炊く。

3 炊き上がったら、10分ほど蒸らして全体をさっくりと混ぜる。

☑ 水の量は全量を約2カップ弱とすると、その1.5倍弱と考えればいいでしょう。ただし炊飯器によって多少の違いがありますから、目安を加減してください。

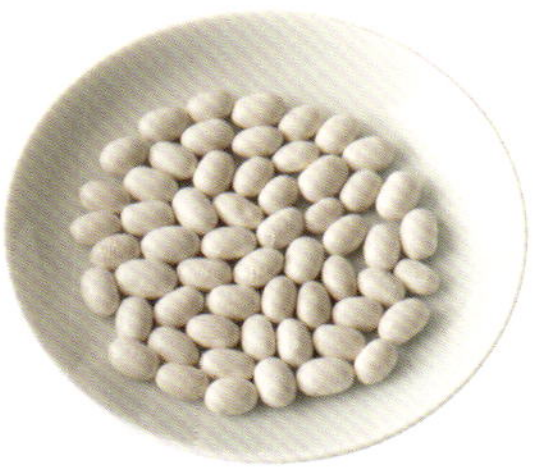

手亡豆

小粒のいんげん豆。いんげんの仲間は多彩だが、手亡より大粒の大福豆や白金時豆とともに「白いんげん豆」の総称も。美しい白色を生かして主に白あんの原料として使われる。糖質や食物繊維が多く、カルシウム、ビタミンB_1、B_2も多め。

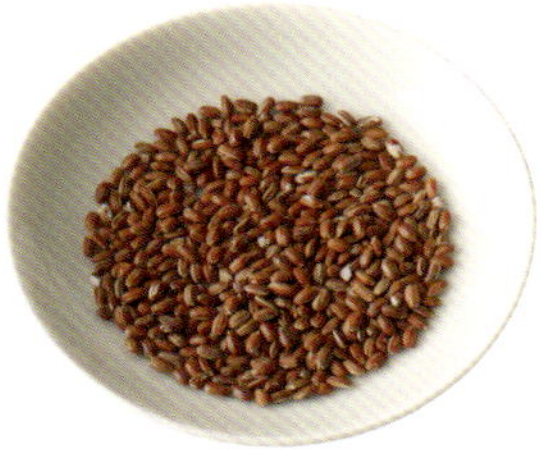

赤米

玄米の赤褐色の色は赤色系色素・カテコールタンニンで、五分づきは薄紅色、ぬかを除くと白米になる。縄文時代に伝わった米の起源といわれ、赤飯のルーツとも。色素には抗酸化作用がある。

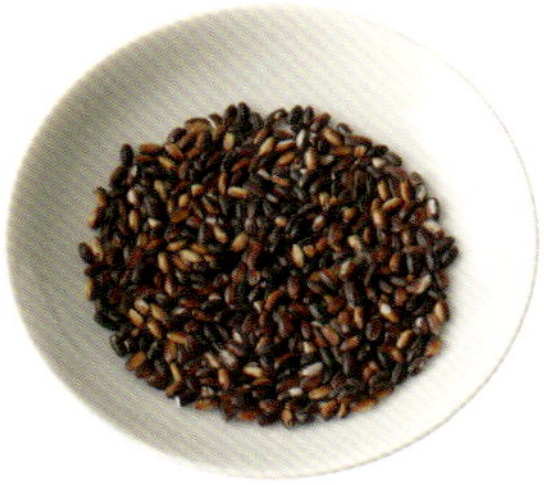

黒米

玄米の黒色は紫黒色系色素・アントシアニンで、五分づきは紫色になるため紫米とも呼ばれ、ぬかを除くと白米に。おはぎのルーツといわれ、中国では薬膳に使われる。色素には抗酸化作用があり、老化防止や生活習慣病予防にも働く。

かたい大豆は炒れば、
豊富な栄養も食物繊維も
丸ごといただけます

炒り大豆と ひじきのご飯

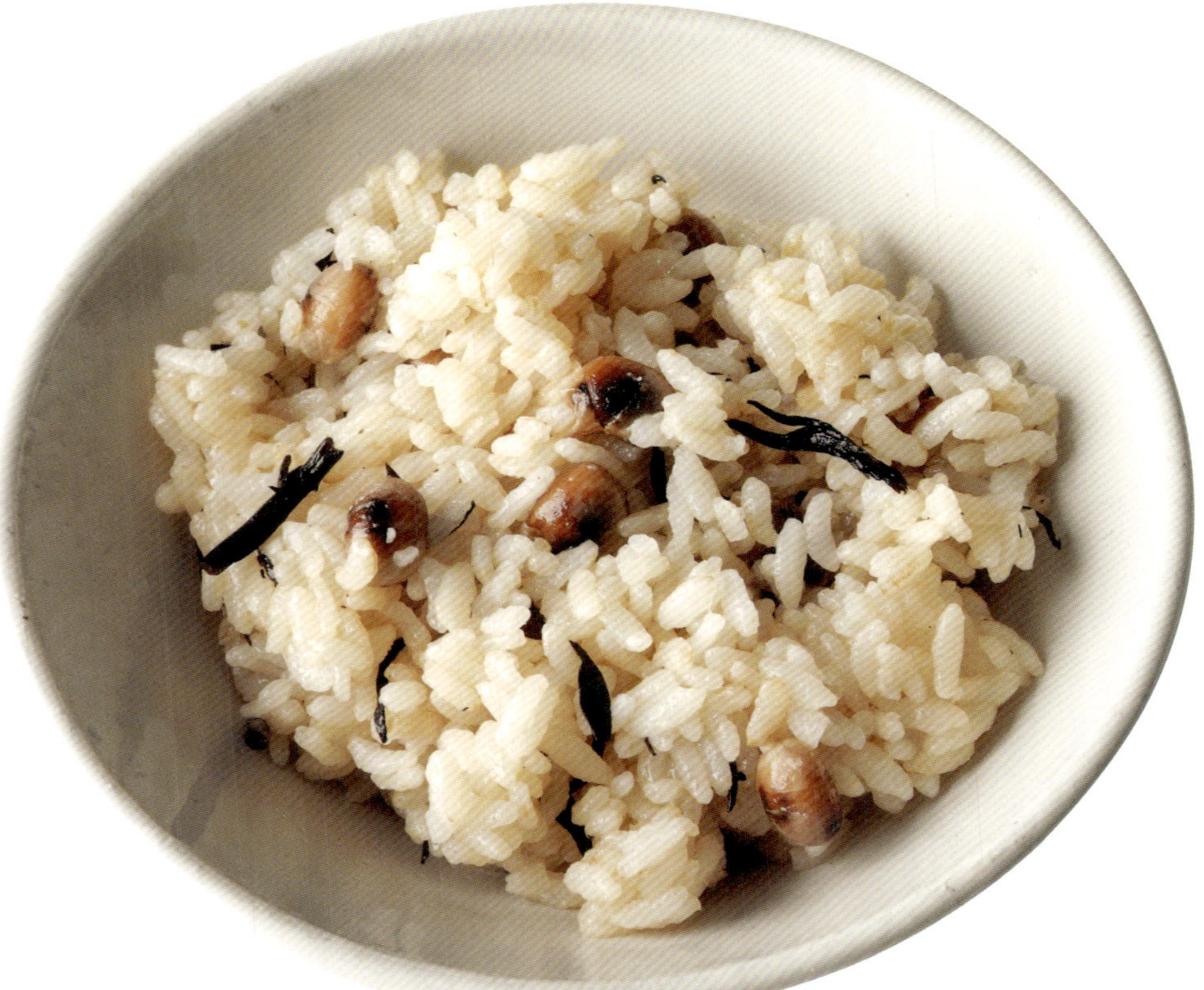

材料（4人分）

- ○五分づき米…1.7合
- ○大豆（乾物）…0.3合　⇒強火で香りよくこんがりするまで炒る
- ○ひじき（乾物）…3g　⇒湯でかためにもどす
- ○塩…小さじ1
- ○しょうゆ…大さじ1
- ○水…米と大豆の1.2倍強

1 五分づき米は洗い、30分以上分量の水につけておく。

2 1に大豆とひじき、分量の調味料を加えて、炊飯器で普通に炊く。

3 炊き上がったら10分ほど蒸らして全体をさっくり混ぜる。

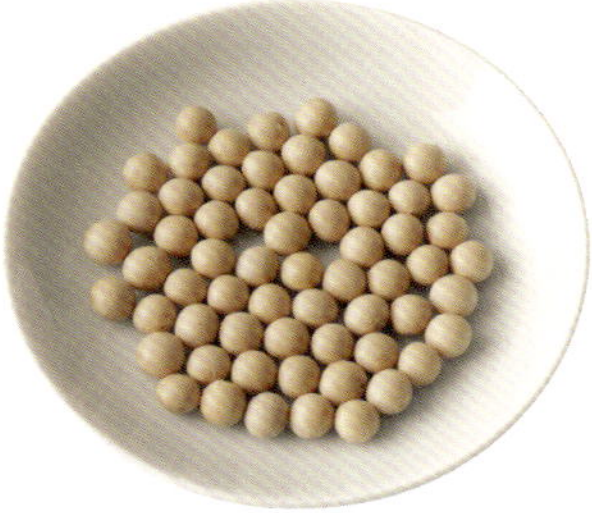

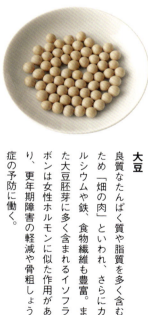

大豆

良質なたんぱく質や脂質を多く含むため「畑の肉」といわれ、さらにカルシウムや鉄、食物繊維も豊富。また大豆胚芽に多く含まれるイソフラボンは女性ホルモンに似た作用があり、更年期障害の軽減や骨粗しょう症の予防に働く。

脂がのった旬の魚を焼き、
そのまま土鍋へ。
しょうがとかぼすで
香りも豊か

さんまとまいたけの炊き込みご飯

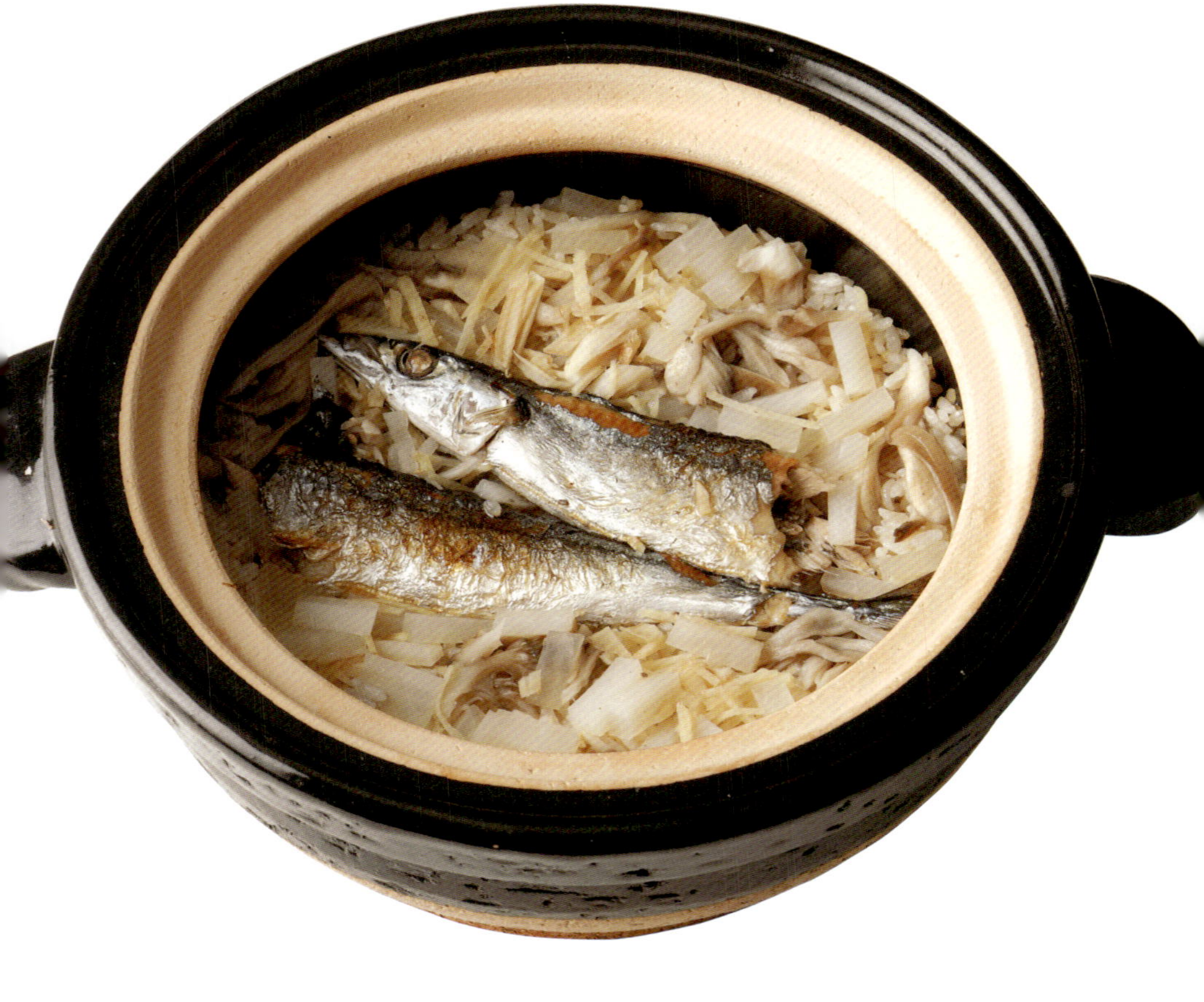

材料（4人分）

- ○さんま…1尾
- ○五分づき米…2合　⇒洗ってざるにあげる
- ○まいたけ…½パック（50g）
  ⇒石づきを切り落としてほぐす
- ○大根…2㎝（50g）　⇒短冊切り
- ○しょうが…2かけ（20g）　⇒せん切り
- ○水…2.2カップ
- ○しょうゆ・酒…各大さじ1
- ○塩…小さじ½

- ○しょうが・かぼす…各適量
  ⇒しょうがは針しょうがに、
  かぼすは適宜に切る

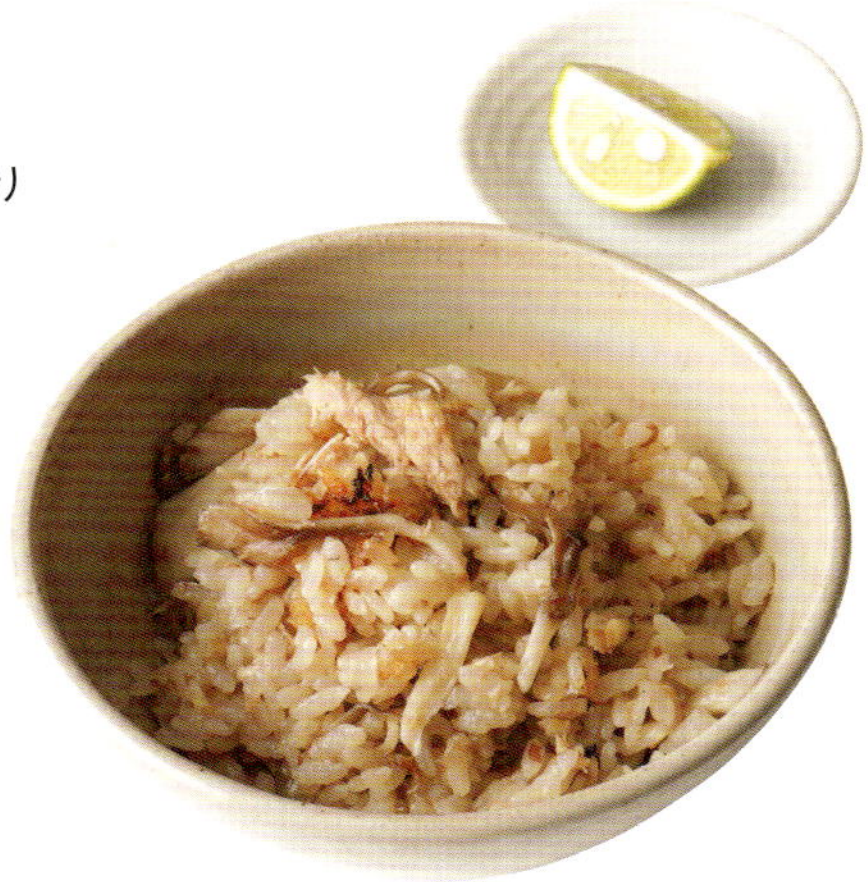

1 さんまは半分に切って軽く塩（分量外）をし、五分づき米は洗ってざるにあげておく。

2 さんまは水けをふいて両面をこんがりと焼く。

3 土鍋に**1**の米を入れてまいたけ、大根、しょうがを散らし、分量の水としょうゆ、酒、塩を加えて全体をざっと混ぜる。

4 **3**の上に**2**を並べてふたをし、強火にかける。

5 煮立ってよい香りがしてきたら、弱火にして15分ほど炊き、最後に1分強火にしてから火を止め、10分ほど蒸らす。

6 さんまを取り出して頭と骨を取り、魚肉をほぐして**5**に加える。全体をさっくりと混ぜて器に盛り、針しょうがを散らしてかぼすを添える。

☑ 新鮮なさんまは内臓を取らずに、丸ごと焼いたほうが美味です。またここでは土鍋を使いましたが、炊飯器の場合も同様にして普通に炊きます。

米に下味をつけ、
陰陽の具を重ねて炊飯。
柑橘類は風邪予防に効果的

ほたてご飯
すだち風味

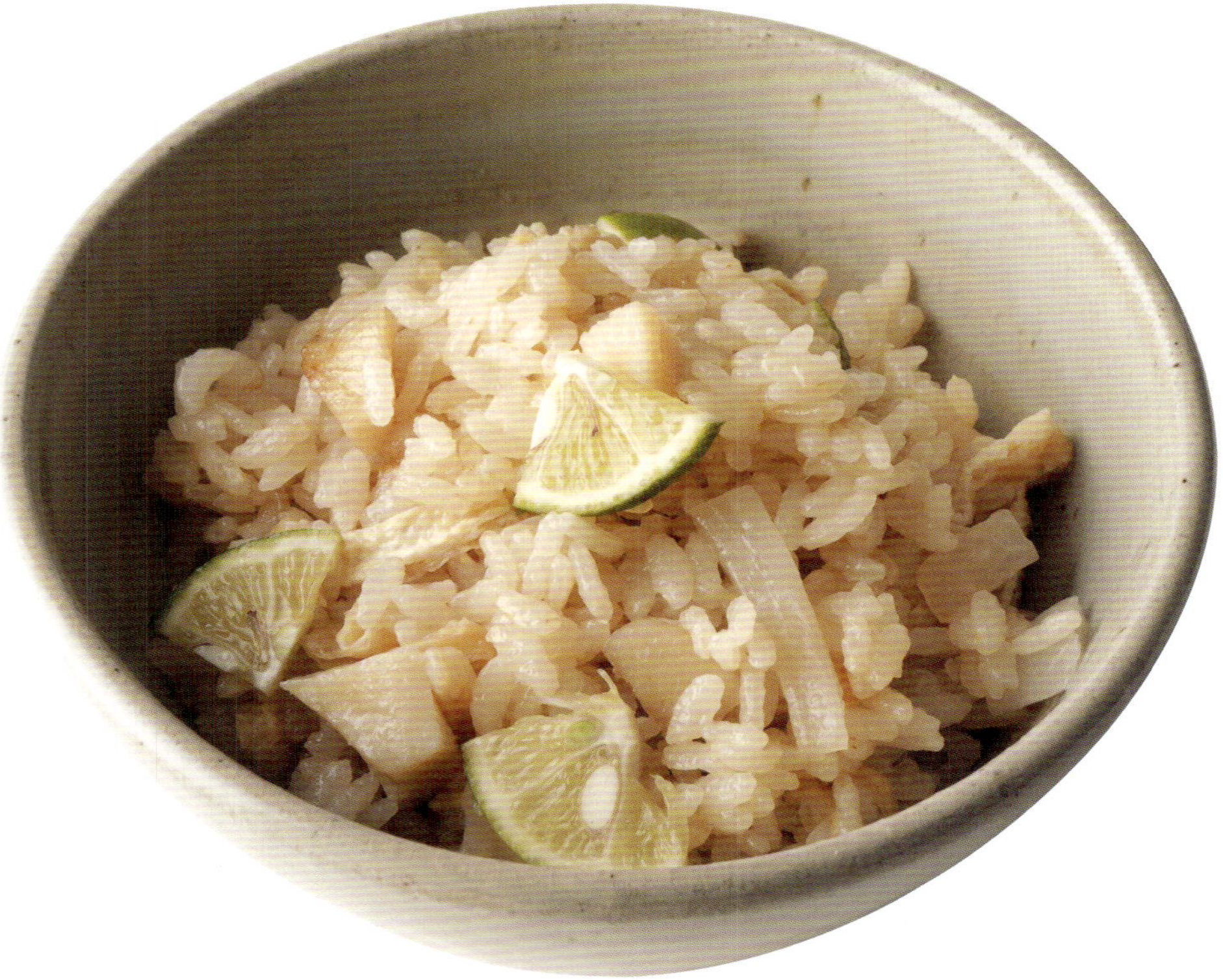

材料（4人分）

○ほたて貝柱（生）…2個（80g）⇒繊維に沿って縦6等分にする
○油揚げ…1枚（30g）⇒せん切り
○大根…3～4㎝（80g）⇒せん切り
○だし昆布…5㎝角1枚
○五分づき米…2合

○水…米の1.2倍弱
○塩…小さじ$\frac{1}{2}$強
○しょうゆ…小さじ2
○すだち…1～2個　⇒縦4等分して、皮ごと横に薄切りする

1　五分づき米は洗い、30分以上分量の水につけておく。

2　1に塩としょうゆを加えて混ぜ、すまし汁程度の塩加減に味をととのえる。

3　2の上に、図のように材料を順に散らし入れて普通に炊く。

4　炊き上がったら10分ほど蒸らし、粗熱が取れたところですだちを加えて全体をさっくりと混ぜ合わせる。

☑　炊飯器でも土鍋でもおいしく炊けます。

秋の納豆汁

発酵食品・納豆の汁物。
具とみそは重ね煮で作り、
納豆は最後に加えます

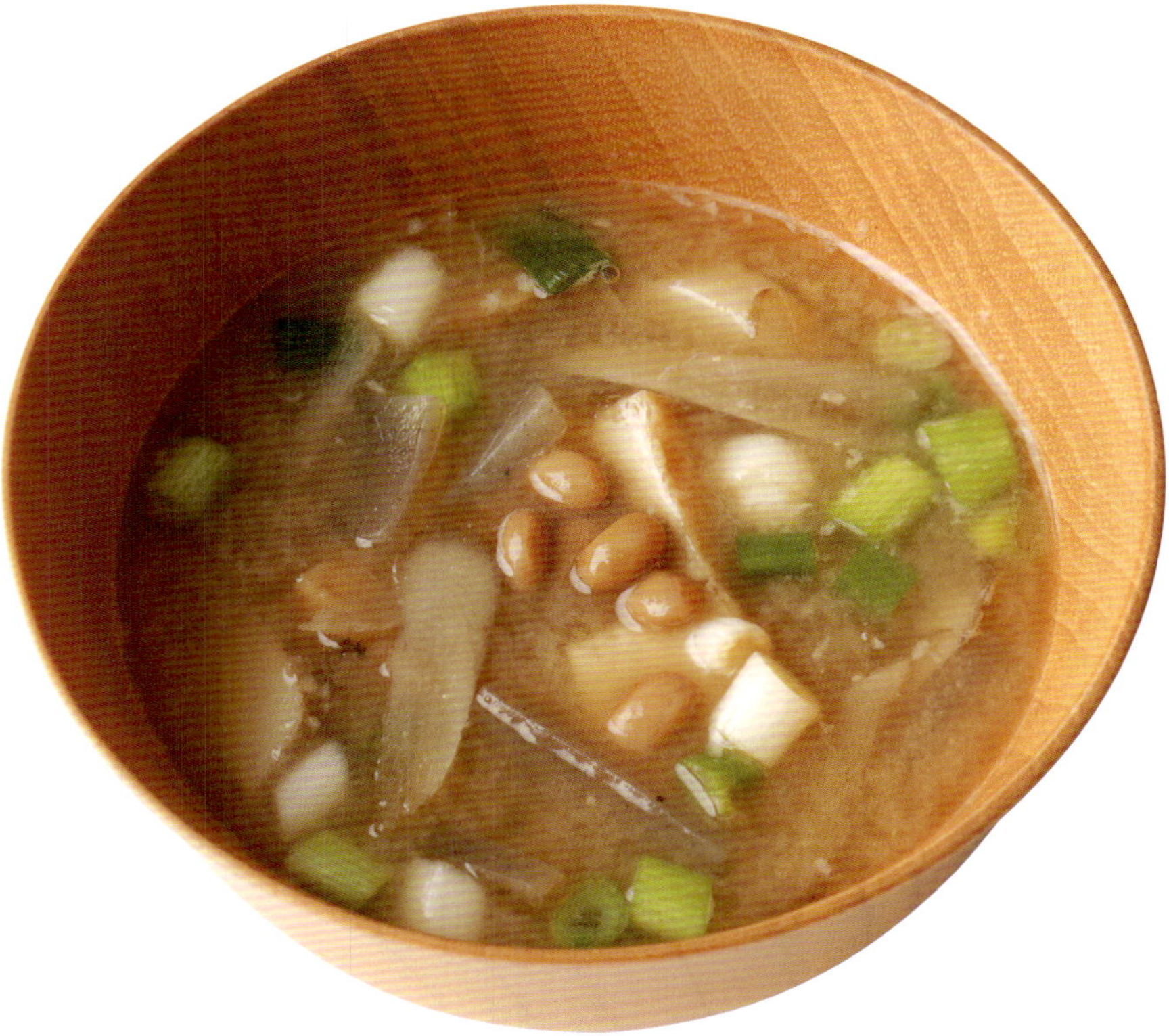

材料（4人分）

- ○みそ…大さじ3弱（50g）
- ○厚揚げ…1/2枚（40g）　⇒短冊切り
- ○ごぼう…2〜3cm（20g）　⇒ささがき
- ○里いも…1個（50g）　⇒皮をむいて乱切り
- ○こんにゃく…1/5枚（40g）　⇒塩ゆでして短冊切り

- ○納豆…大1パック（60g）　⇒粒のままか、粗めに刻む
- ○細ねぎ…1本　⇒小口切り
- ○水…2〜3カップ

1　鍋に図のように材料を重ね入れ、水2カップを加えてふたをし、強火にかける。

2　煮立ってよい香りがしてきたら、弱火にして野菜がやわらかくなるまで煮る。

3　残りの水を加え、全体を混ぜて味をととのえる。

4　最後に納豆と細ねぎを加える。

☑　納豆を加えたら長く煮立てないように注意。血液をサラサラにする働きがあるナットウキナーゼ（たんぱく質分解酵素）は熱に弱いので、温める程度にしましょう。

とろろ汁

すりおろした長いもだけの簡単汁物。
水だしの旨みで風味が引き立ちます

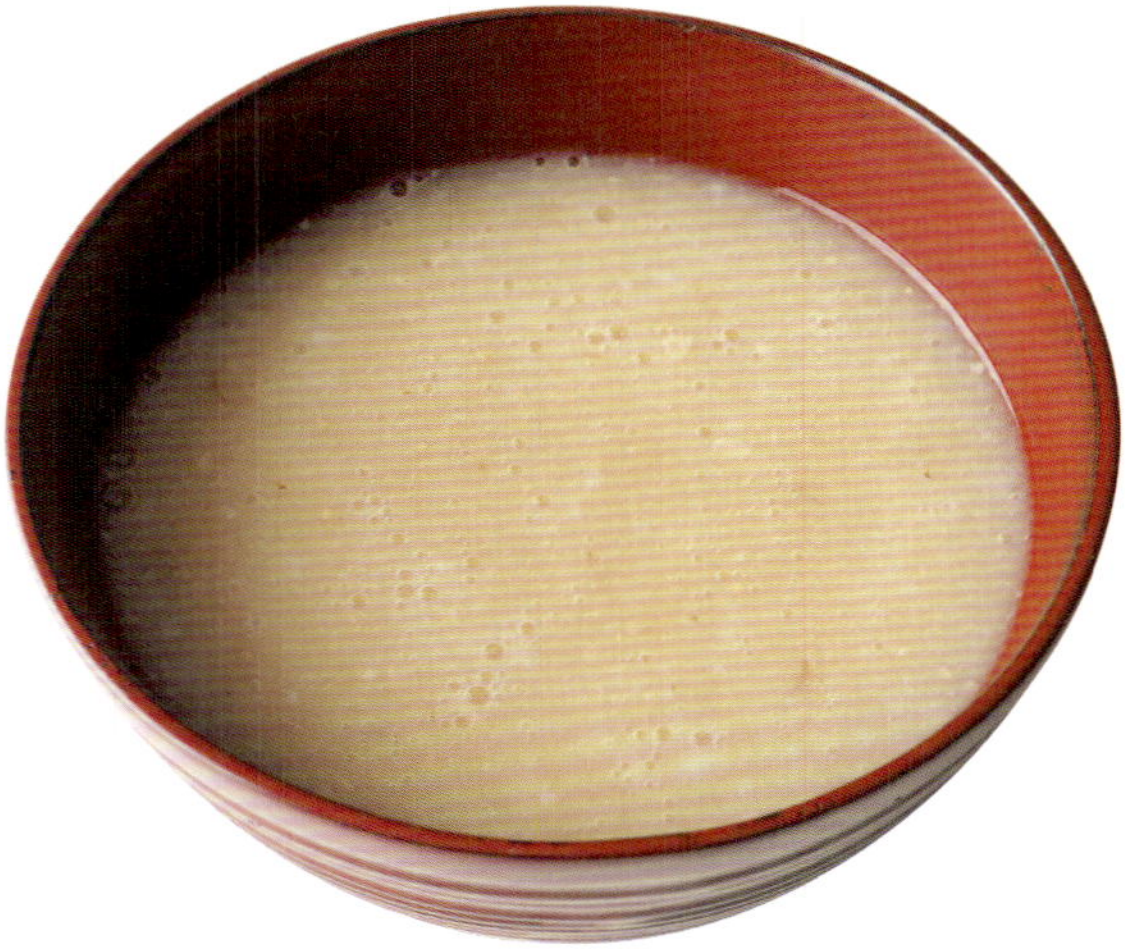

材料（４人分）

- ○長いも…中$\frac{1}{2}$本（200g）
- ○みそ…大さじ３弱（50g）
- ○水だし…３カップ（→53ページ）

1 長いもは洗って皮つきのままひげ根を焼き、皮ごとおろし金ですりおろす。

2 鍋に水だしを入れて煮立たせ、**1**を加えてみそで味をととのえる。

☑ 長いもは皮にもたっぷり栄養があります。流水で洗って水けをふき、金串に刺すか金属製のトングなどではさんで直火にかざします。チリチリとひげ根が燃えればＯＫ。

☑ でき上がりに焼きのりをちぎって散らしても美味です。

だしいらずの汁物。
じゃこと根菜、豆乳の旨みで、
深い味わい

冬野菜の豆乳入りみそ汁

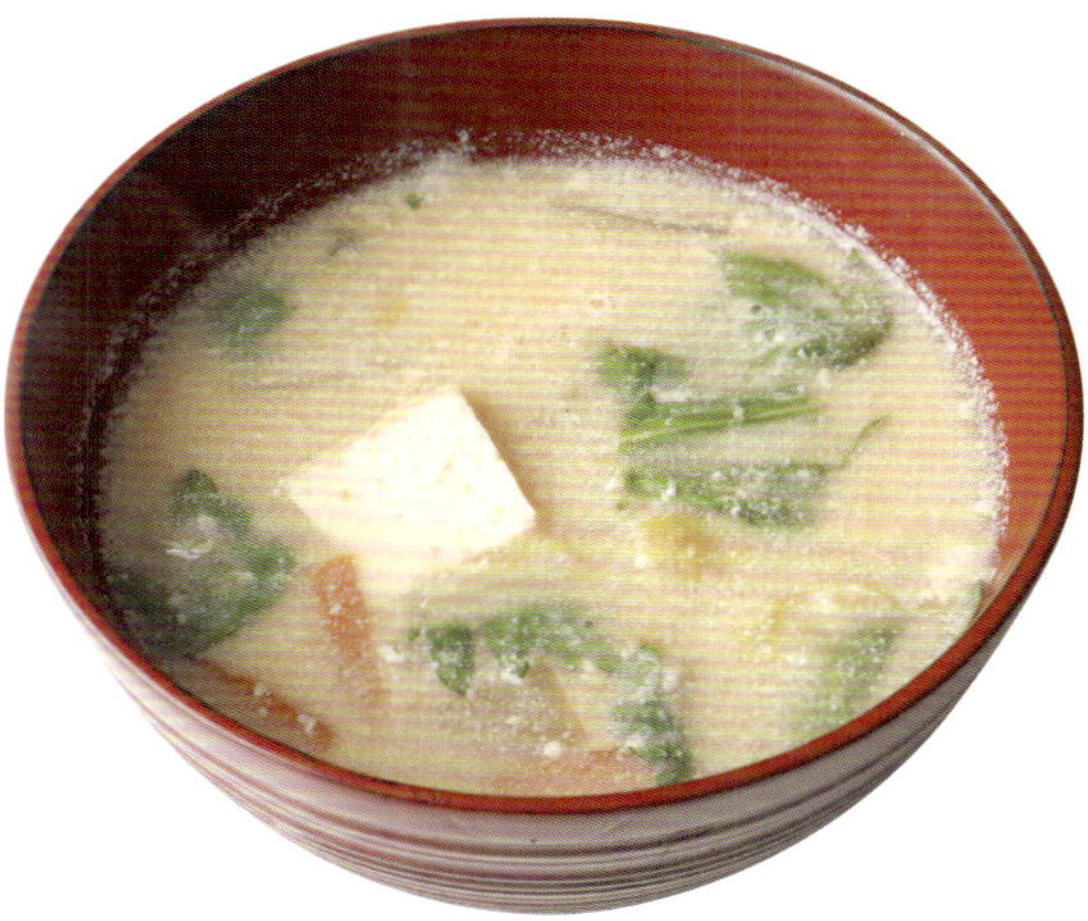

材料（4人分）

- ○みそ…大さじ3弱（50g）
- ○ちりめんじゃこ…大さじ1
- ○厚揚げ…1/2枚（40g）　⇒角切り
- ○さつまいも…1/4本（60g）　⇒いちょう切り
- ○にんじん…2cm（20g）　⇒いちょう切り
- ○大根…3～4cm（80g）　⇒いちょう切り
- ○白菜…1枚（80g）　⇒色紙切り

- ○水…1～2カップ
- ○豆乳…1/2カップ
- ○春菊の葉…4枚　⇒3cm長さに切る

1
鍋に図のように材料を重ね入れ、水2カップ（重ねた野菜の七分目まで）を加えてふたをし、強火にかける。みそは一番上に点々とおく。

2
煮立ってよい香りがしてきたら、弱火にして野菜がやわらかくなるまで煮る。

3
豆乳を加えて全体を混ぜ、味をみる。濃いようなら水を加えて味をととのえ、おろし際に春菊を加える。

豚汁

陽性の根菜がたっぷり入り、
体は芯からぽかぽか！
しょうゆは最後に加えます

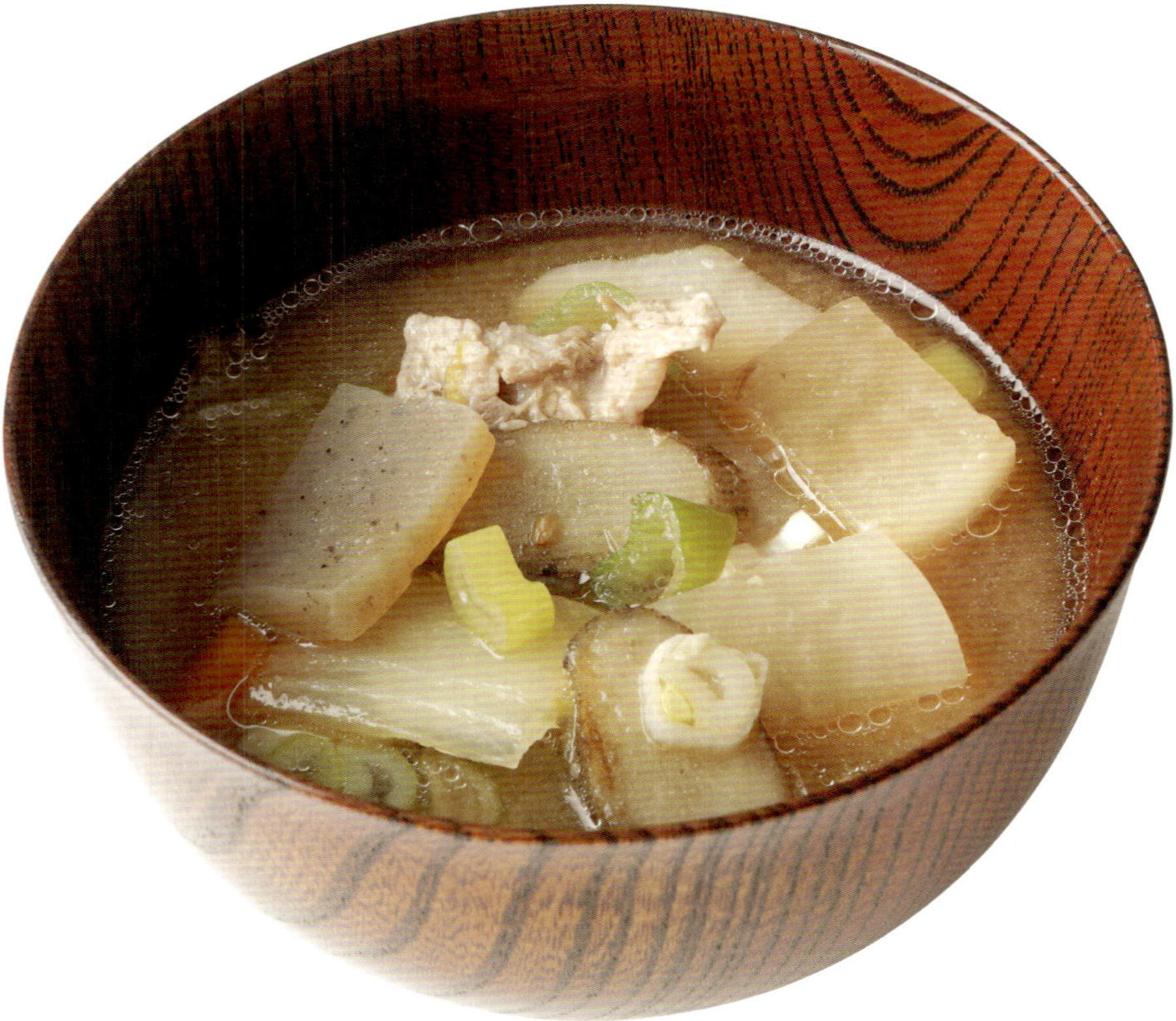

材料（4人分）

- ○豚薄切り肉…100g　⇒一口大に切る
- ○みそ…大さじ3強（60g）
- ○ごぼう…3～4cm（30g）　⇒斜め切り
- ○にんじん…3cm（30g）　⇒短冊切り
- ○里いも…2個（100g）　⇒皮をむいて乱切り
- ○大根…5～6cm（120g）　⇒短冊切り
- ○白菜…1枚（80g）　⇒色紙切り
- ○こんにゃく…1/3枚（80g）　⇒塩ゆでして短冊切り

- ○水…3～4カップ
- ○しょうゆ…小さじ1弱
- ○長ねぎ…1/2本　⇒小口切り

1
鍋に図のように材料を重ね入れ、みそは一口大にして点々とおき、さらに肉を重ねる。

2
材料の七～八分目まで水を加えてふたをし、強火にかける。

3
煮立ってよい香りがしてきたら、弱火にして野菜がやわらかくなるまで煮る。

4
残りの水を加えて強火にし、全体を混ぜてしょうゆを加え、味をととのえる。ひと煮立ちしたら、長ねぎを散らして火を止める。

根菜たっぷりの汁物。
栄養豊富で体を温める酒粕。
みそは塩ざけの
臭みをとります

粕《かす》汁

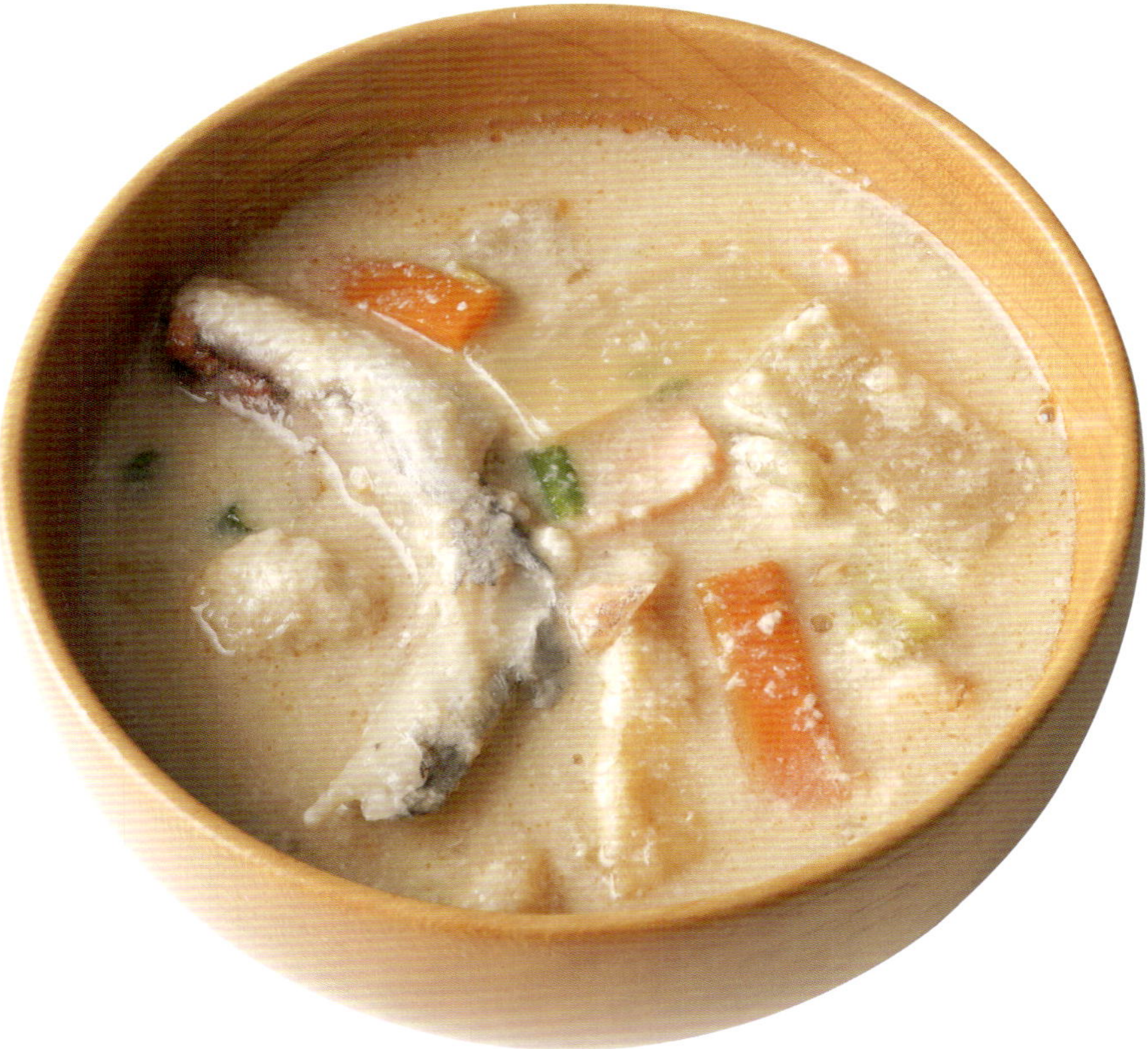

材料（4人分）

- ○塩ざけ（薄塩・切り身）※…1切れ　⇨1cm角に切る
- ○みそ…大さじ2（30 ～ 40g）
- ○酒粕…10cm角2枚（100g）　⇨手でちぎる
- ○油揚げ…1枚（30g）　⇨せん切り
- ○にんじん…3cm（30g）　⇨短冊切り
- ○大根…4～5cm（100g）　⇨短冊切り
- ○白菜…1枚（100g）　⇨ざく切り
- ○だし昆布…5cm角1枚

- ○水…3カップ
- ○しょうゆ…小さじ1

※材料表の塩ざけは扱いやすい切り身で表記しましたが、写真は旨みの出る「かま」の部分を使用。

1　鍋に図のように材料を重ね入れ（a）、ひたるくらいの水を加えてふたをし、強火にかける。

2　煮立ってよい香りがしてきたら、弱火にして野菜がやわらかくなるまで煮る。

3　残りの水を加えて全体を混ぜ、ひと煮してしょうゆで味をととのえる。

☑　酒粕は板状やペースト状のものがありますが、どちらでもOK。材料の上に一口大にしておきます。

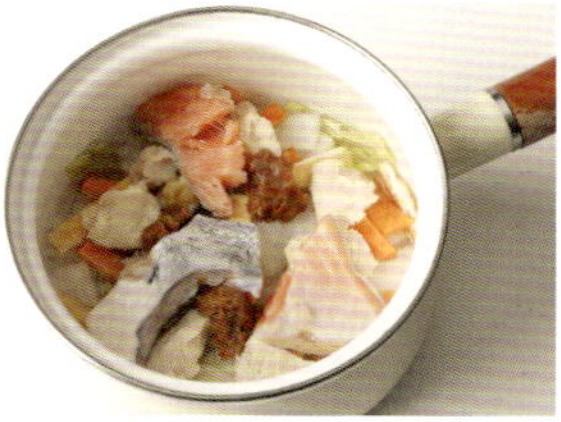

a　鍋に材料を重ね入れたら酒粕、みそを点々とおき、最後に塩ざけをのせる。

ごぼうと玉ねぎを炒め、
材料の上において重ね煮。
ほんのり甘いスープです

さつまいもとごぼうのポタージュ

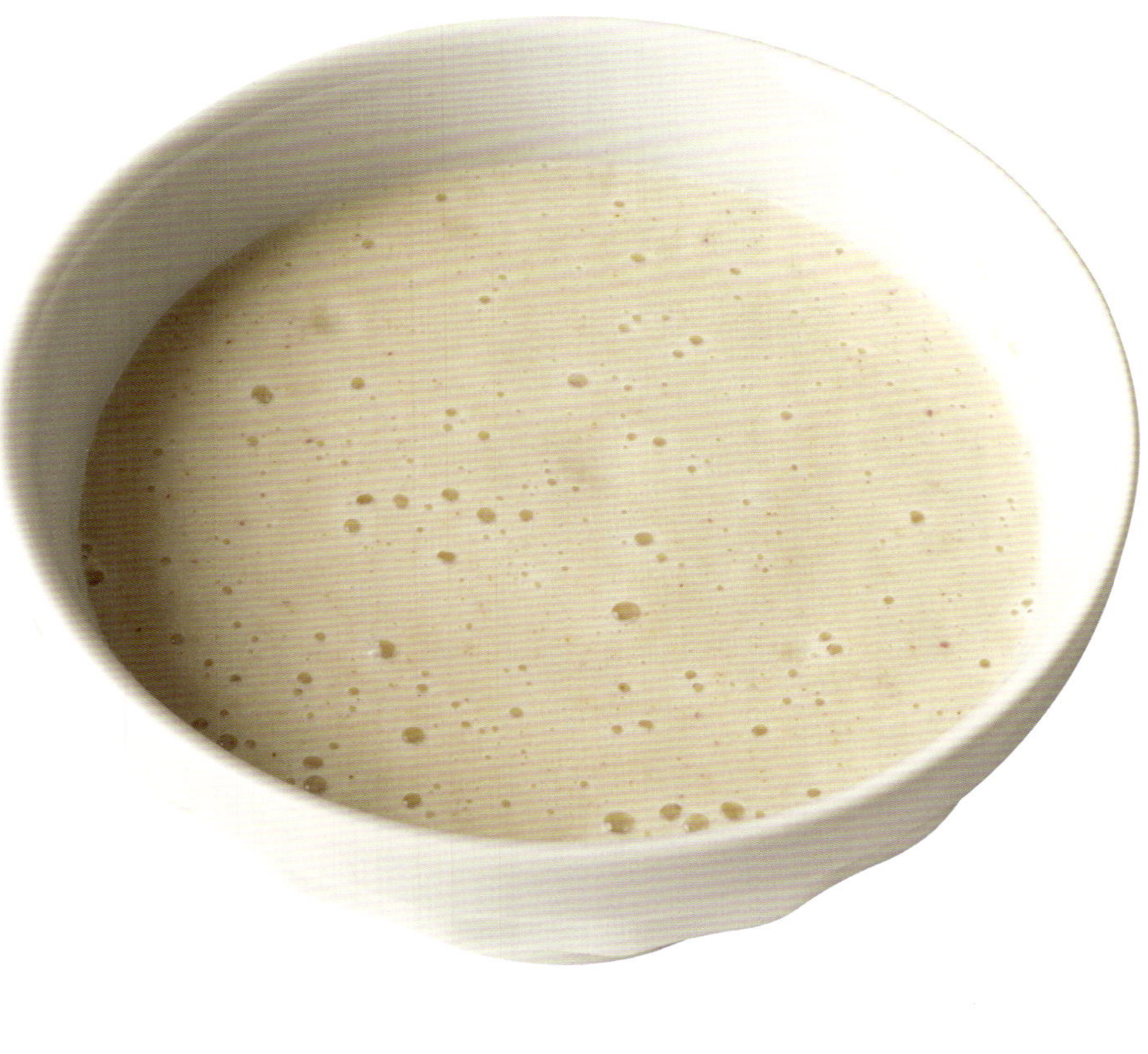

材料（4人分）

- ○ごぼう…½本（80g）⇒斜め薄切り
- ○玉ねぎ…½個（100g）⇒薄いくし形切り
- ○さつまいも…½本（100g）⇒いちょう切り
- ○キャベツ…2枚（80g）⇒ざく切り
- ○しめじ…½パック（50g）⇒石づきを切り落として小房に分ける

- ○オリーブ油…大さじ1½〜2
- ○水…2カップ
- ○塩…小さじ½弱
- ○しょうゆ…小さじ½
- ○こしょう…少々
- ○豆乳（または牛乳）…1カップ

1

鍋にオリーブ油を熱し、ごぼうと玉ねぎを入れてしんなりするまで炒める。

2

1を片側に寄せ、図のように、しめじ、キャベツ、さつまいもを重ね入れる。この上に寄せておいた**1**をのせて分量の水と塩少々を加え、ふたをして火にかけ、野菜がやわらかくなるまで煮る。

3

ミキサーに豆乳を入れて**2**を加え、スイッチオン。

4

3を鍋に戻して再び火にかけ、好みの濃度にして塩、しょうゆ、こしょうで味をととのえる。

食欲不振や疲れに
ねぎとしょうがのパワーを。
白みそは穏やかな甘みに

ねぎの
ポタージュ

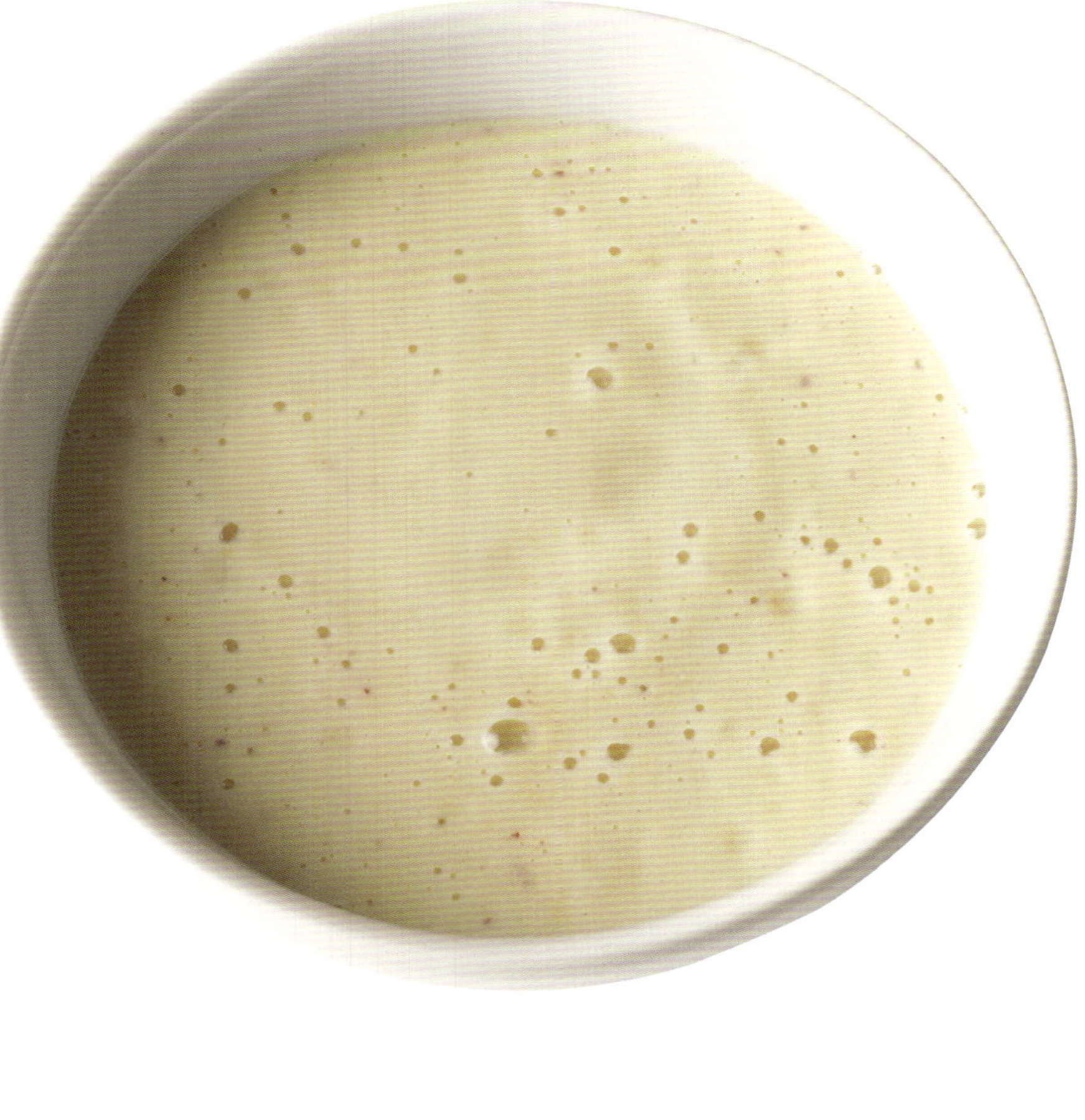

材料（4人分）

○白みそ…大さじ2½強（30g）
○しょうが…1かけ（10g）　⇒せん切り
○長ねぎ（白い部分）…2本（200g）　⇒1cm厚さの斜め切り
○にんじん…小½本（50g）　⇒いちょう切り
○さつまいも…½本（100g）　⇒厚めのいちょう切り
○キャベツ…2枚（80g）　⇒ざく切り
○えのきだけ…½袋（50g）　⇒石づきを切り落としてほぐす

○オリーブ油…大さじ1
○水…2カップ
○豆乳（または牛乳）…1カップ
○塩…小さじ1弱
※さつまいもはじゃがいも小1個でもOK。

1
鍋にオリーブ油を熱し、長ねぎとしょうがをしんなりするまで炒める。

2
1を片側に寄せ、図のように野菜を重ね入れる。この上に寄せておいた1をのせ、白みそを点々とおく。さらに分量の水を加え、ふたをして火にかけ、野菜がやわらかくなるまで煮る。

3
ミキサーに豆乳を入れて2を加え（a）、スイッチオン。

4
3を鍋に戻して火にかけ、好みの濃度にして塩で調味する。

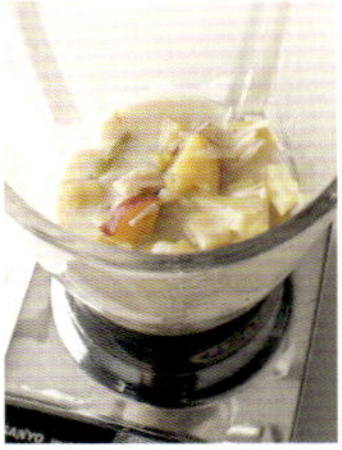

a　ミキサーにまず豆乳を入れ、具を加えて撹拌する。なめらかな仕上がりに。

根菜たっぷりですが
重ね煮なら早い仕上がり。
しょうゆは最後に

筑前煮

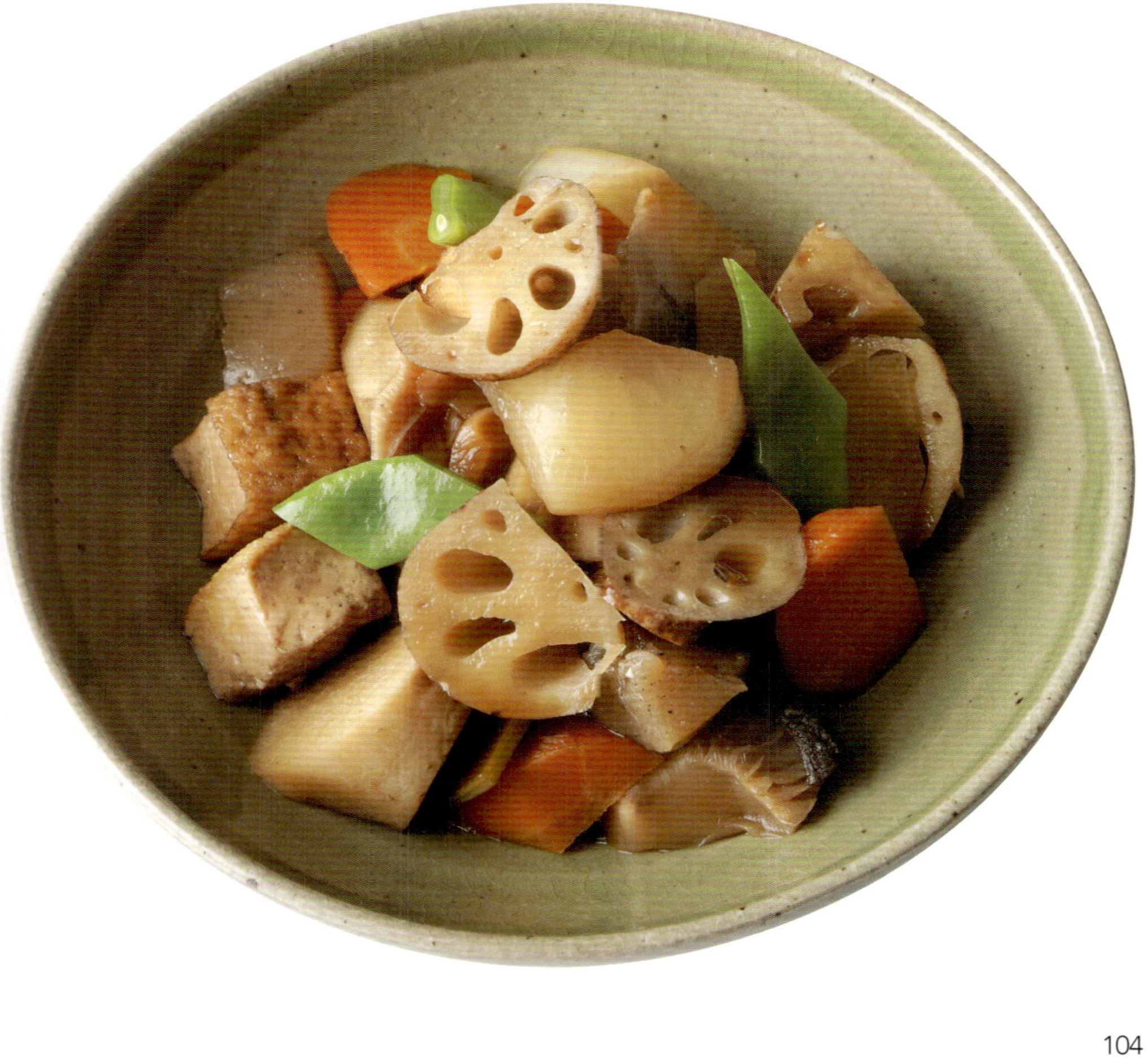

材料（4人分）

○厚揚げ…小1枚（80g）　⇒1.5cmの角切り
○れんこん…1/3節（50g）　⇒乱切り
○ごぼう…4～5cm（40g）　⇒乱切り
○にんじん…4cm（40g）　⇒乱切り
○里いも…1個（50g）　⇒皮をむいて乱切り
○大根…3～4cm（80g）　⇒乱切り
○干ししいたけ…2個　⇒湯でもどしてそぎ切り
○だし昆布…5cm角1枚　⇒湯でもどして1cmの角切り
○こんにゃく…1/5枚（50g）　⇒手でちぎる

○水（干ししいたけのもどし汁も含む）…2カップ
○梅酢…2～3滴
○しょうゆ…大さじ3～4
○ジャンボいんげん…4～5本（30g）　⇒2～3cm長さの斜め切り

1 鍋に図のように材料を重ね入れる。分量の水に梅酢を入れてかき混ぜ、これを鍋に加えてふたをし、強火にかける。

2 煮立ってよい香りがしてきたら、弱火にする。

3 材料が八分通り煮えたら、しょうゆを2～3回に分けて加え、全体をざっと混ぜて味をととのえる。

4 最後に鍋底にジャンボいんげんを入れ、色よく煮含めて仕上げる。

☑ 厚揚げのかわりに、湯でもどした高野豆腐でもOK。また最後に加える青みは小房に分けたブロッコリーでも。

根菜、ねぎ、しょうがの
体を温める材料を鶏肉と
コトコト煮込むだけ。
ご飯、パン、パスタに

冬野菜と
チキンのポトフ

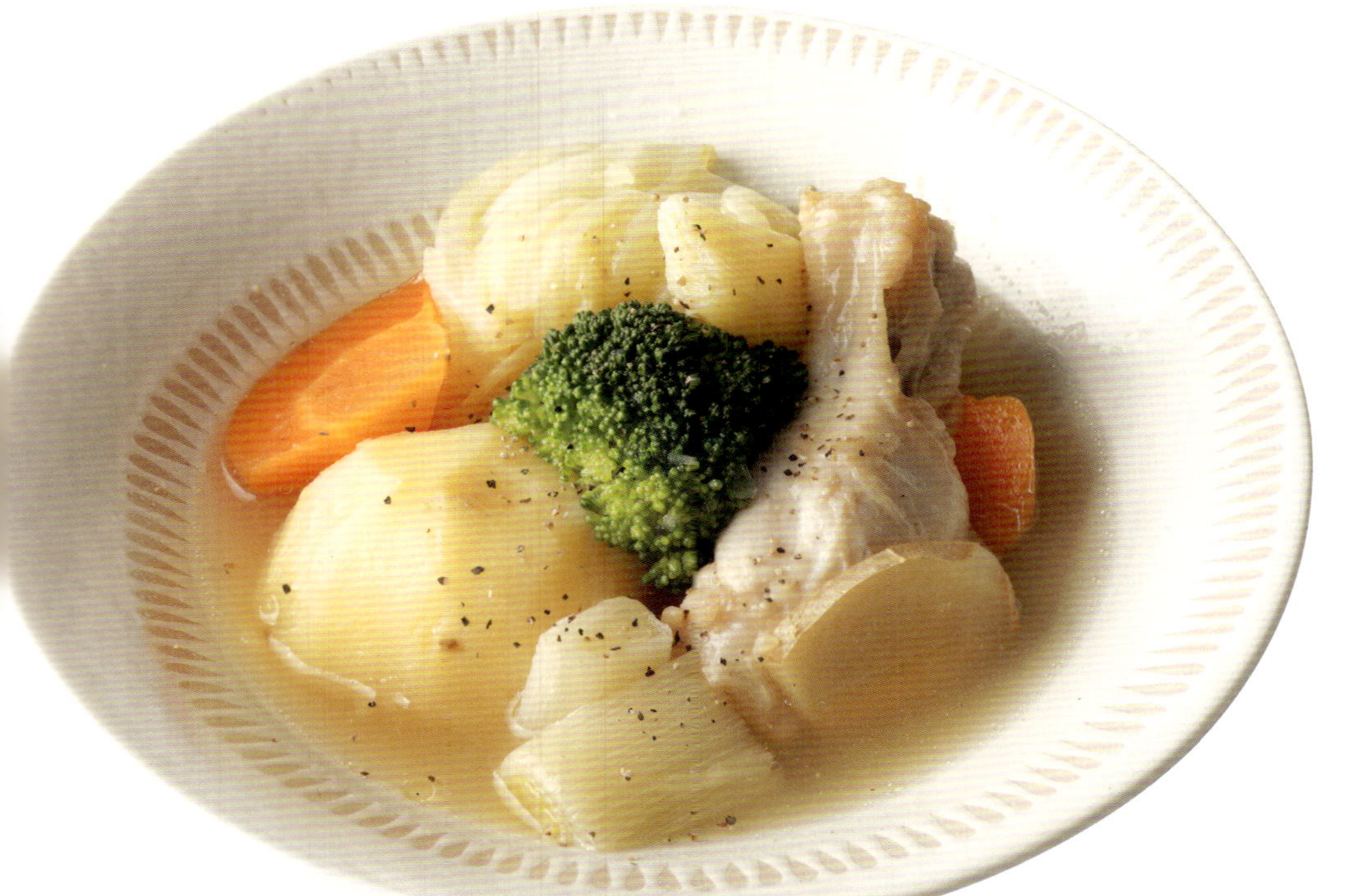

材料（4人分）

- ○鶏手羽元…8本（500g）
- ○にんじん…1本（180g）　⇒乱切り
- ○長ねぎ（白い部分）…2本弱（180g）　⇒3cm長さに切る
- ○しょうが…1かけ（10g）　⇒薄切り
- ○じゃがいも…小4個（350 ～ 400g）　⇒皮をむいて二つ切り
- ○キャベツ…1/4個（300 ～ 400g）　⇒くし形に大きく切る
- ○だし昆布…10cm角1枚　⇒1.5cmの色紙切り

- ○水…4 ～ 5カップ
- ○塩・しょうゆ…各小さじ1強
- ○ブロッコリー…1/2個（100g）
  ⇒小房に分ける
- ○黒こしょう…適量

A
- ○しょうゆ…大さじ1
- ○片栗粉…小さじ1

1 鶏手羽元はAをもみ込み、下味をつけておく。

2 鍋に図のように材料を重ね入れ、材料がひたる程度の水を加えて（a）ふたをし、強火にかける。

3 煮立ってよい香りがしてきたら、弱火にして15分ほど煮込む。

4 3が煮えたら、塩を加えてざっと混ぜ、さらにひと煮する。しょうゆを加え、味をみて塩けが足りないようなら塩少々で味をととのえる。

5 最後にブロッコリーを加えて色よく煮る。好みで黒こしょうをふる。

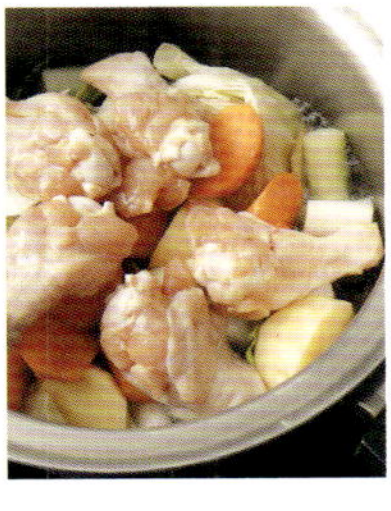

a　材料を重ねて鶏肉は一番上におき、野菜がひたひたにかぶるくらいまで水を注ぐ。

陽性の鶏肉は
下味をつけて一番上に。
重ね煮で味わいまろやか

鶏肉と野菜のほっくり煮

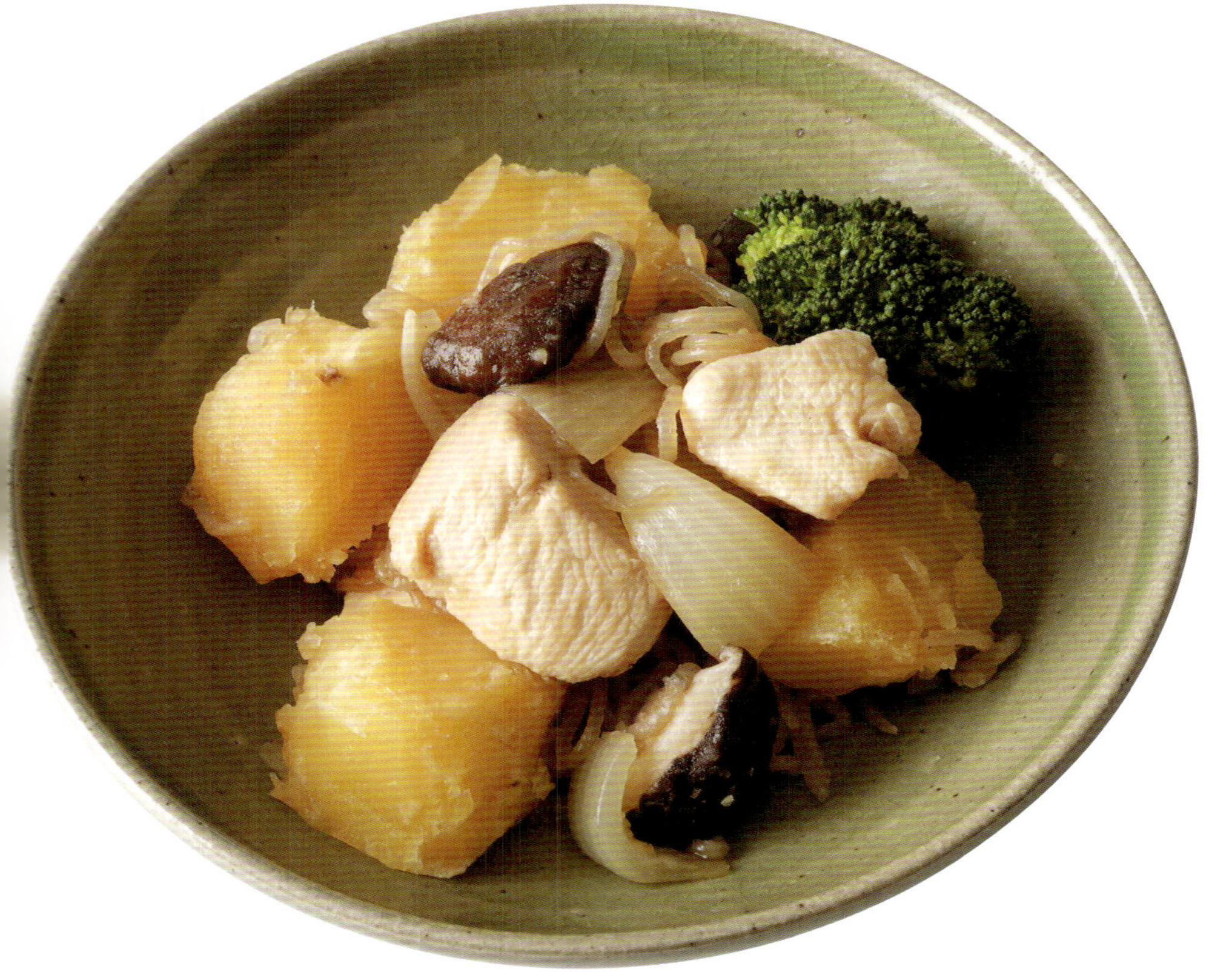

材料（4人分）

○鶏肉…100g　⇒一口大に切る
○玉ねぎ…1/2個（100g）　⇒1cm幅のくし形切り
○じゃがいも…小2個（200g）　⇒一口大の乱切り
○しいたけ…3個　⇒石づきを切り落として二つ切り
○糸こんにゃく…100g　⇒食べやすく切る

○水…1/2カップ
○しょうゆ・みりん…各大さじ2
○ブロッコリー…1/4個（50g）
　⇒小房に分ける

A
○しょうゆ…大さじ1弱
○みりん…大さじ1
○しょうが（すりおろし）…少々
○片栗粉…大さじ1

※鶏肉は胸肉を使いましたが、ももや手羽元など好みのものでOK。

1
鶏肉はAを加えて軽く混ぜ合わせ、下味をつけておく。

2
鍋に図のように材料を重ね入れ、分量の水を加えてふたをし、強火にかける。

3
煮立ってよい香りがしてきたら弱火にし、野菜が五分通りやわらかくなるまで煮る。

4
全体をざっと混ぜてしょうゆとみりんを加え、味をととのえながら煮含める。

5
汁けが少し残っているところでブロッコリーを加えて色よく煮る。

咳止めにも効くスーパー根菜・れんこんと
きのこあんが体を温めます

れんこんバーグの
きのこ
あんかけ

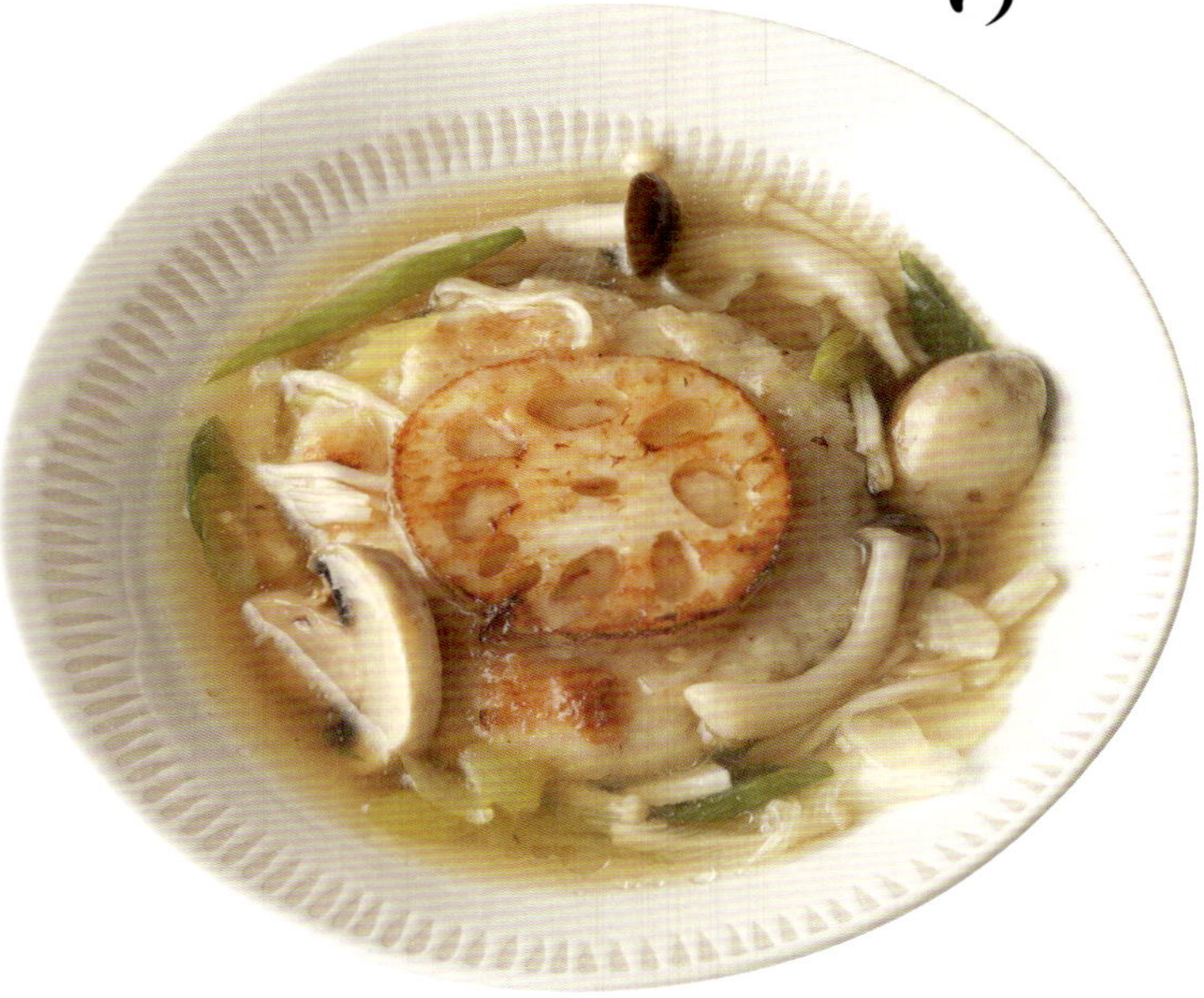

1
Aでれんこんバーグを作る。ボウルにAの材料をすべて入れてよく混ぜ合わせる（a）（b）。これを4等分して小判形にし、上に薄切りにしたれんこんをのせる。

2
フライパンに少し多めの油を熱し、れんこんの薄切りをのせた側から焼く。きれいな焼き目がついたら裏返してふたをし、両面焼いて器に取り出す。

3
きのこあんを作る。**2**のフライパンに残りの油を加えてにんにくを炒め、図のように材料を重ねて水だし（→53ページ）を加え、ふたをして強火にかける。

材料（４人分）

れんこんバーグ

A
- ○れんこん…大１節（220g）
  ⇒飾り用に４枚薄切りにして、残りは皮ごとすりおろす
- ○上新粉…30 〜 50g
- ○豆腐…1/3丁（100g）　⇒水けをきっておく
- ○長ねぎ…1/3本（30g）　⇒みじん切り
- ○塩…小さじ1/2

○サラダ油…大さじ２

きのこあん

○にんにく…１片　⇒薄切り

○長ねぎ（白い部分）…１本（100g）　⇒斜め切り

○きのこ（しめじ、まいたけ、えのきなど２〜３種類）…150g
⇒石づきを切り落として小房に分ける

○水だし…400mℓ

○塩…小さじ１

○しょうゆ…大さじ２

○みりん…大さじ３

○片栗粉…大さじ２　⇒２倍の水で溶いておく

4 煮立ったら弱火にして3〜4分ほど煮る。調味料で味をととのえ、水溶き片栗粉を回し入れてとろみをつける。**2**のれんこんバーグにかける。

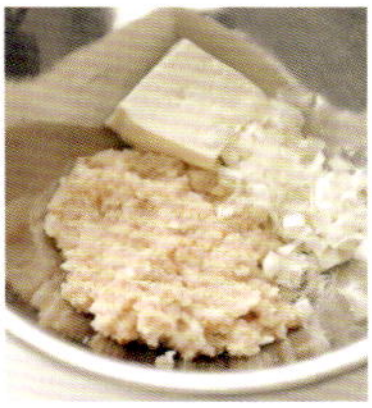

a　ボウルにすりおろしたれんこん、水きりした豆腐、ねぎ、塩を入れて混ぜる。

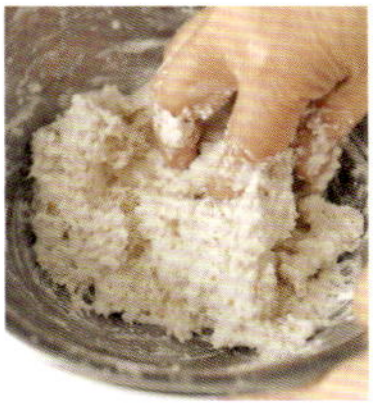

b　上新粉を加えてさらに混ぜ合わせ、耳たぶくらいのやわらかさに練る。

重ね煮で根菜を煮たら、
水けを飛ばして
油で炒めます

根菜きんぴら

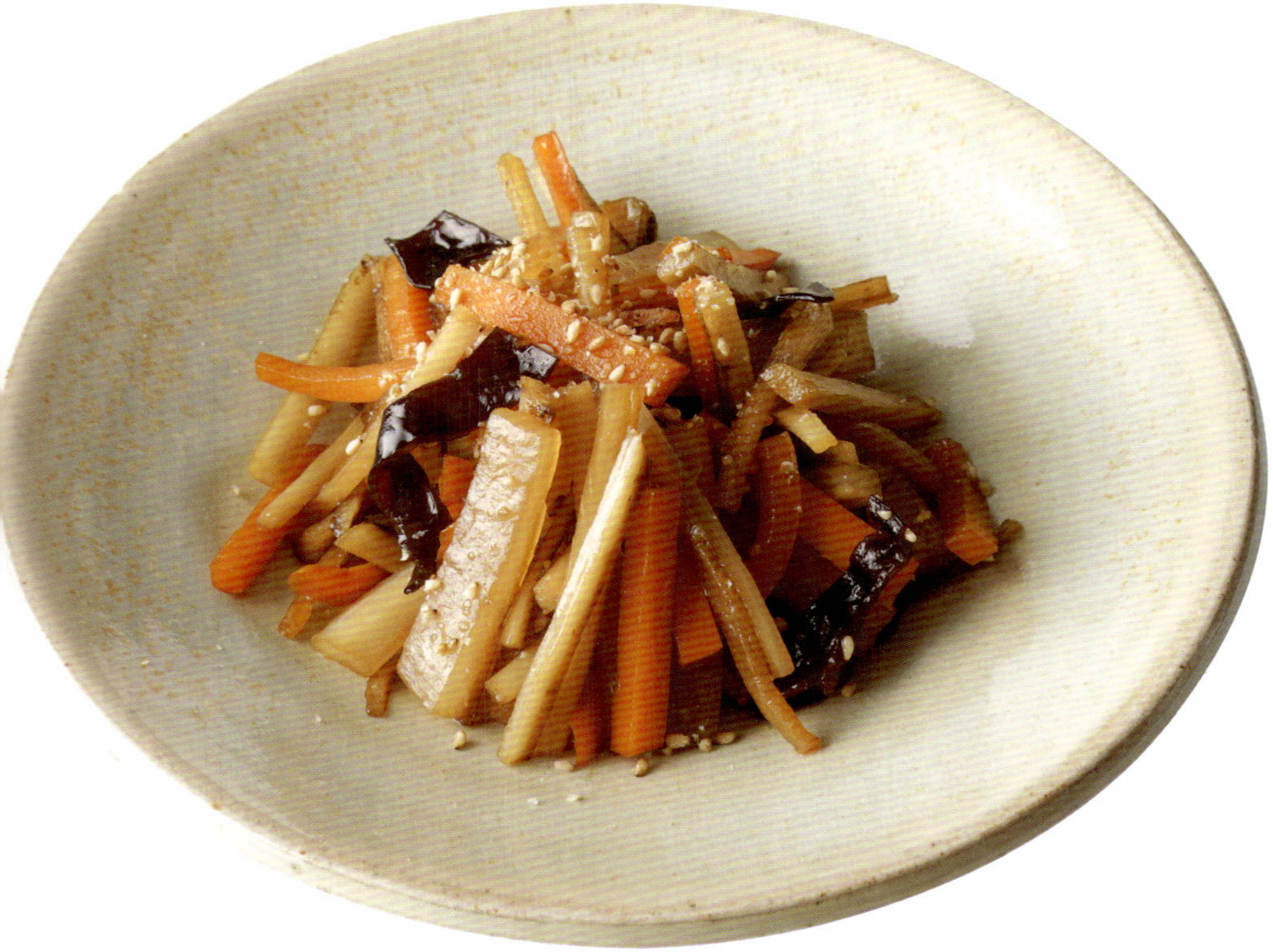

材料（作りやすい分量）

- ○ごぼう…小1本（120g）　⇒せん切り
- ○にんじん…1/2本（100g）　⇒せん切り
- ○大根…4～5cm（100g）　⇒せん切り
- ○干しきくらげ…3個　⇒水でもどしてせん切り

A
- ○水…大さじ3
- ○梅酢…小さじ1/2

- ○しょうゆ…大さじ2～3
- ○みりん…大さじ1～2
- ○ごま油…大さじ1
- ○炒りごま（白）…大さじ1　⇒切りごまにする

1　鍋に図のように材料を重ね入れ、Aをふりかけてふたをし、強火にかける。

2　野菜が八分通り煮えたら全体を混ぜ、水けがなくなったら、しょうゆとみりんで味をととのえる。

3　さらに強火で炒り上げるようにして水けを飛ばし、ごま油を加えて炒める。最後に切りごまをふりかける。

フライパンで重ね煮して
調味し、手早く炒り上げます

れんこんとしめじのきんぴら

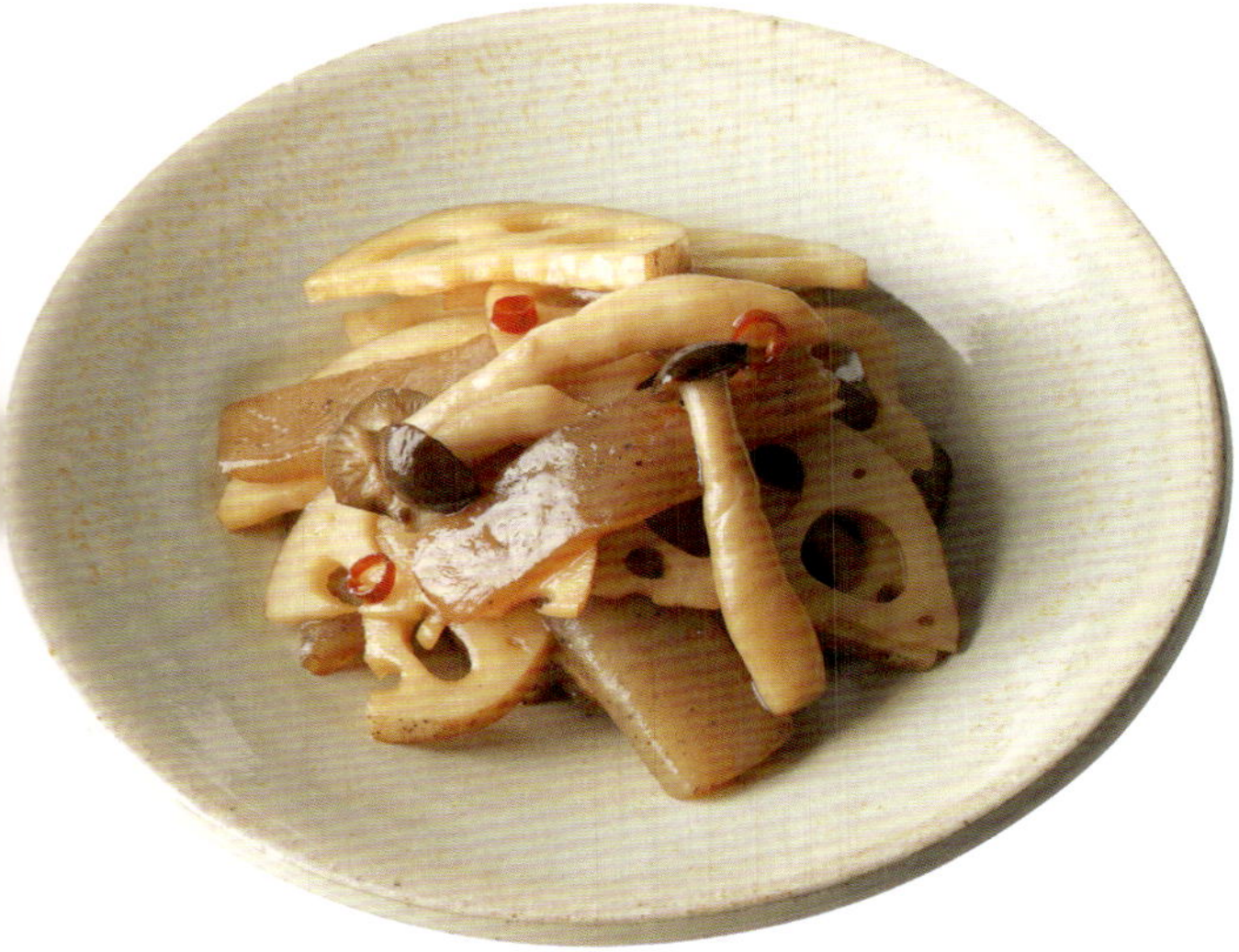

材料（作りやすい分量）

○れんこん…1節（200g）　⇒半月切り

○しめじ…$\frac{1}{2}$パック（50g）
⇒石づきを切り落として小房に分ける

○こんにゃく…大$\frac{1}{2}$枚（150g）
⇒塩ゆでして短冊切り

○水…$\frac{1}{4}$カップ

○酢…大さじ1弱

○しょうゆ・みりん…各大さじ2

○ごま油…大さじ1

○赤唐辛子…$\frac{1}{3}$本　⇒小口切り

1
フライパンに図のように材料を重ね入れ、分量の水と酢を加えてふたをし、強火にかける。

2
五分通り煮えたら、しょうゆとみりんを加え混ぜてさらに煮る。

3
水けが飛んだら、ごま油を加えて香りをつける。最後に赤唐辛子を加え、手早く混ぜながら強火で炒り上げる。

ひじきは鍋底、だしのじゃこは
一番上にのせて重ね煮に

大根の信田《しのだ》煮

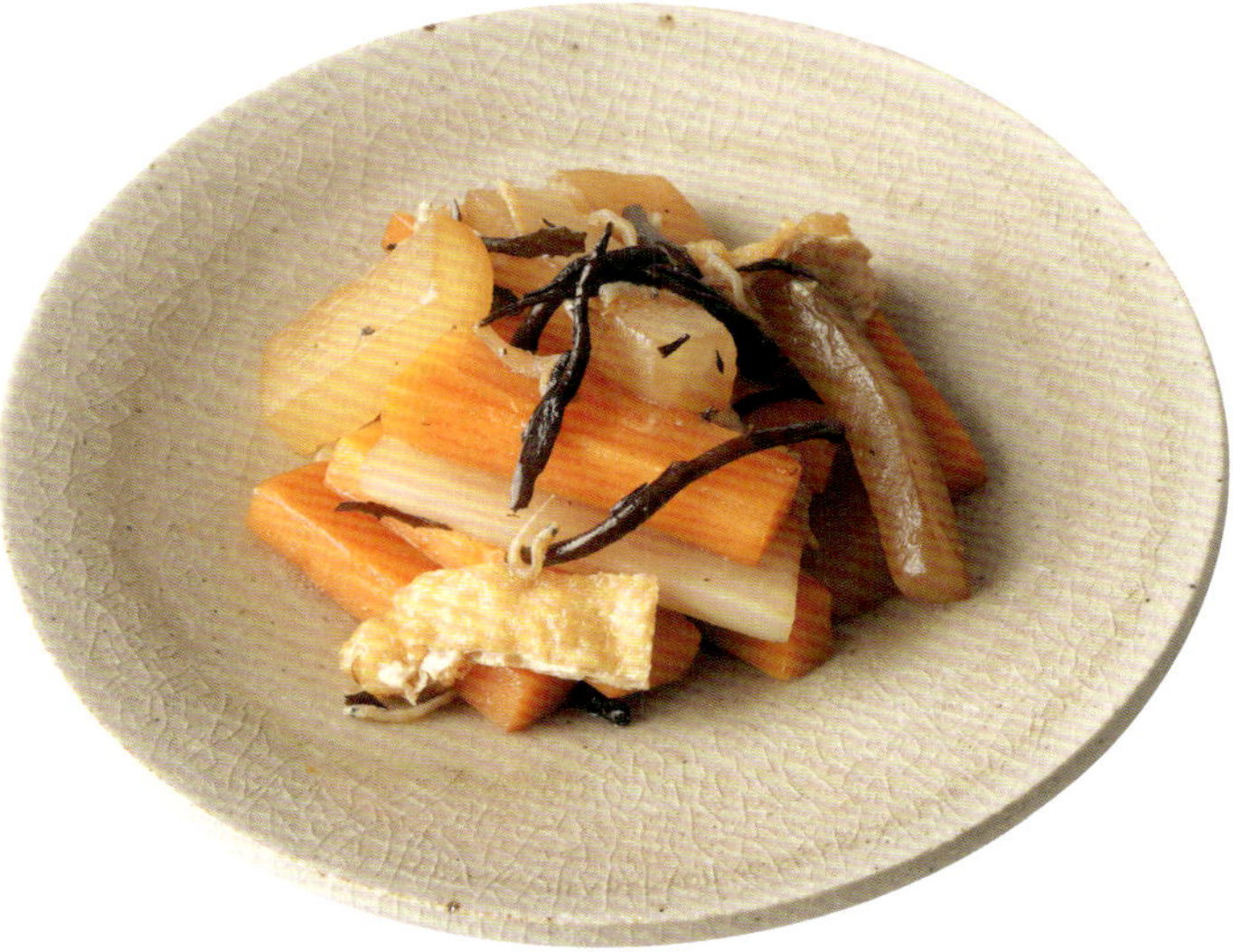

材料（作りやすい分量）

- ちりめんじゃこ…大さじ1
- 油揚げ…$\frac{1}{2}$枚　⇨短冊切り
- にんじん…$\frac{1}{2}$本（80g）⇨拍子木切り
- 大根…$\frac{1}{3}$本（300g）　⇨拍子木切り
- ひじき（乾物）…一つまみ

- 水…$\frac{1}{2}$カップ
- しょうゆ…大さじ2

1 鍋に図のように材料を重ね入れ、分量の水を加えてふたをし、強火にかける。

2 煮立ったら、弱火にして煮る。

3 野菜が七分通り煮えたら、しょうゆを2回くらいに分けて加え、ときどき全体を混ぜながら、汁けがなくなるまで煮含める。

☑ 甘みが少ないようなら、みりん少々を加えても。

ご飯、パン、パスタ、
蒸したじゃがいもなど、
何にでも合うから
この名前！

根菜カレーのもと

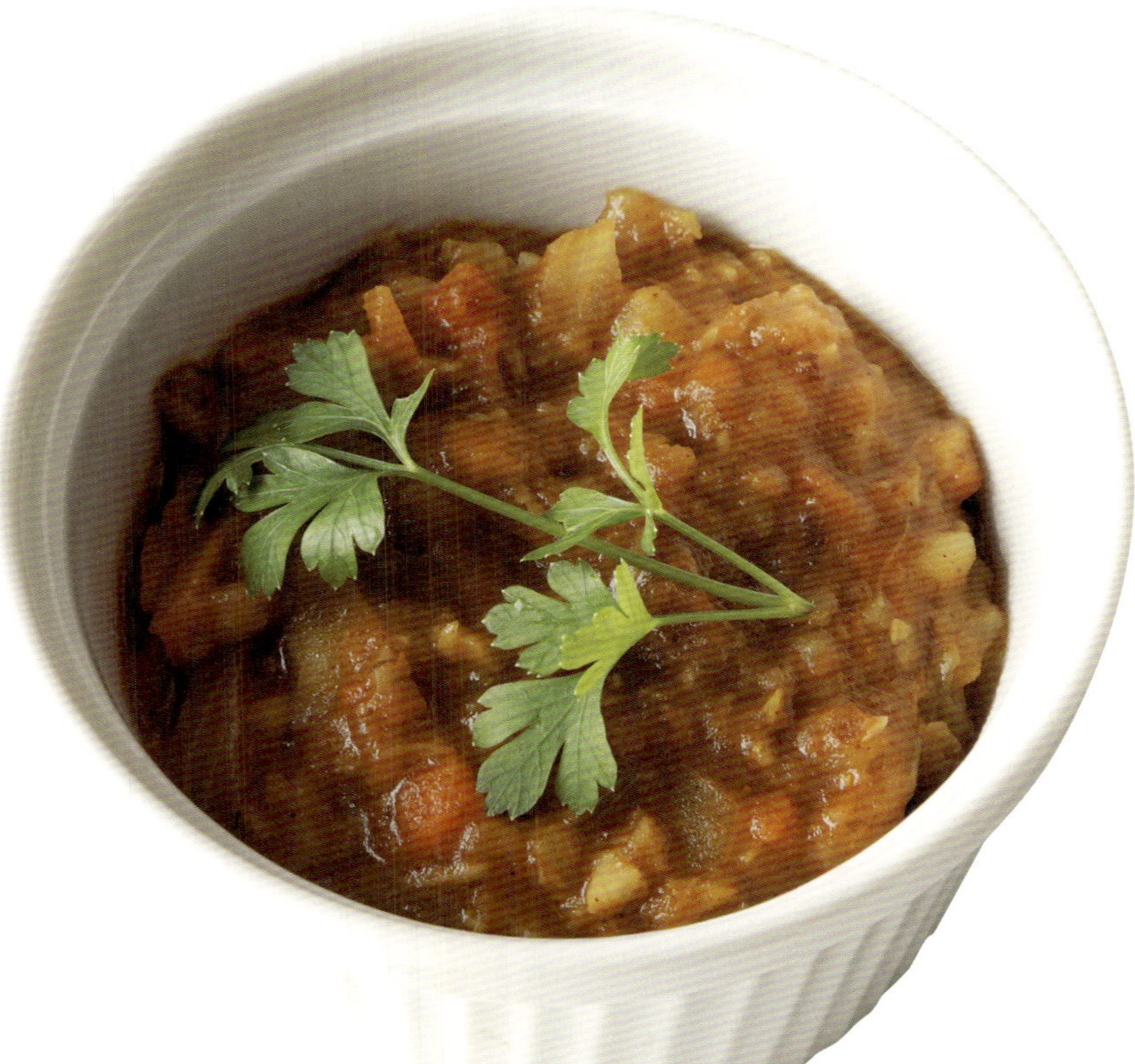

材料（4人分）

- ○かつお節…3g　⇒細かくくだく
- ○八丁みそ…大さじ1
- ○れんこん…⅓節（50g）　⇒乱切り
- ○ごぼう…小½本（60g）　⇒乱切り
- ○にんじん…小½本（60g）　⇒乱切り
- ○玉ねぎ…½個（100g）　⇒いちょう切り
- ○じゃがいも…小1個（100g）　⇒いちょう切り
- ○だし昆布…5㎝角1枚
- ○きのこ※…40g　⇒石づきを切り落としてざく切り

- ○水だし…1½カップ（→53ページ）
- ○梅酢…小さじ⅓
- ○オリーブ油…大さじ1

A
- ○しょうゆ・カレー粉…各大さじ1½
- ○みりん・ケチャップ…各大さじ1

※きのこ類はしめじ、しいたけ、えのきだけなど好みのものでOKです。またAの調味料は合わせて、よく混ぜておきます。

でき上がりにイタリアンパセリを添えても。

1 鍋にオリーブ油を熱し、れんこんとごぼうを強火で炒める。

2 油が回ったら1を片側に寄せ、図のように材料を順に重ね入れ、にんじんの上に寄せておいた1をのせる。さらにみそ、かつお節とおき、分量の水だしと梅酢を加え、ふたをして強火にかける。

3 煮立ってよい香りがしてきたら、弱火にして15分ほど煮る。

4 3をフードプロセッサーに入れて、粗めにかける。

5 4を鍋に戻して再び火にかけ、Aを加え混ぜて味をととのえる。

葉物がみずみずしく甘くなる時季。
体が温まるおかずです

白菜と厚揚げのとろみ煮浸し

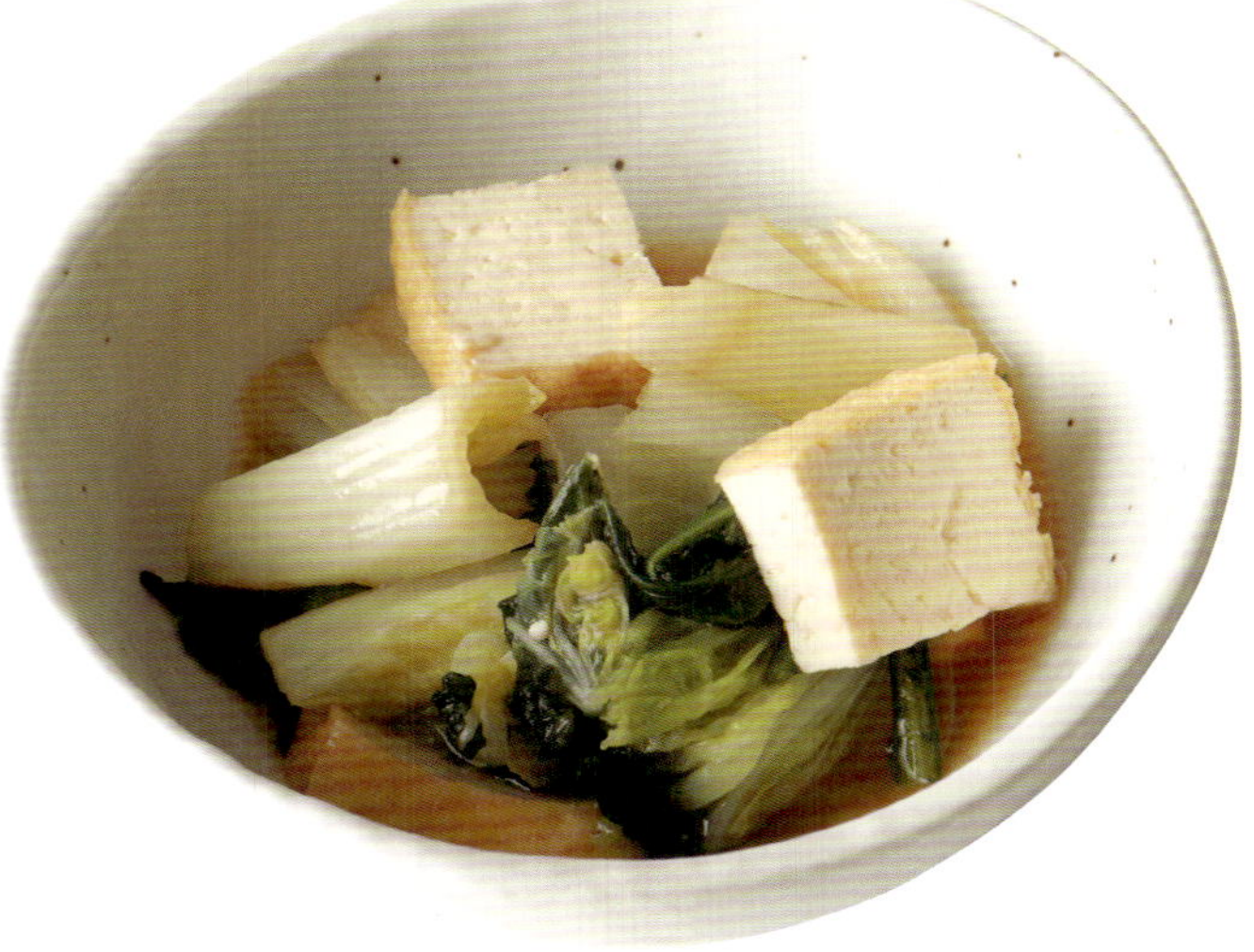

材料(作りやすい分量)

○厚揚げ…1枚(100g)　⇒短冊切り

○春菊…小$\frac{1}{2}$わ(100g)
⇒3㎝長さに切る

○白菜…2枚(200g)
⇒3㎝長さのそぎ切り

○水だし…1カップ(→53ページ)

○しょうゆ…大さじ1～2弱

○片栗粉…大さじ1弱
⇒2～3倍の水で溶いておく

1
鍋に図のように材料を重ね入れ、分量の水だしを加えてふたをし、強火にかける。

2
野菜がやわらかくなったら、しょうゆを加え、全体をざっと混ぜて味をととのえる。最後に水溶き片栗粉を加え混ぜて、とろみをつける。

☑
厚揚げが料理にコクを添えますが、好みでごま油大さじ½を加えてもいいでしょう。香ばしい風味がつきます。

葉つきかぶの煮浸し

かぶの葉はビタミン、ミネラル豊富。
油揚げでコクをつけてサッと煮ます

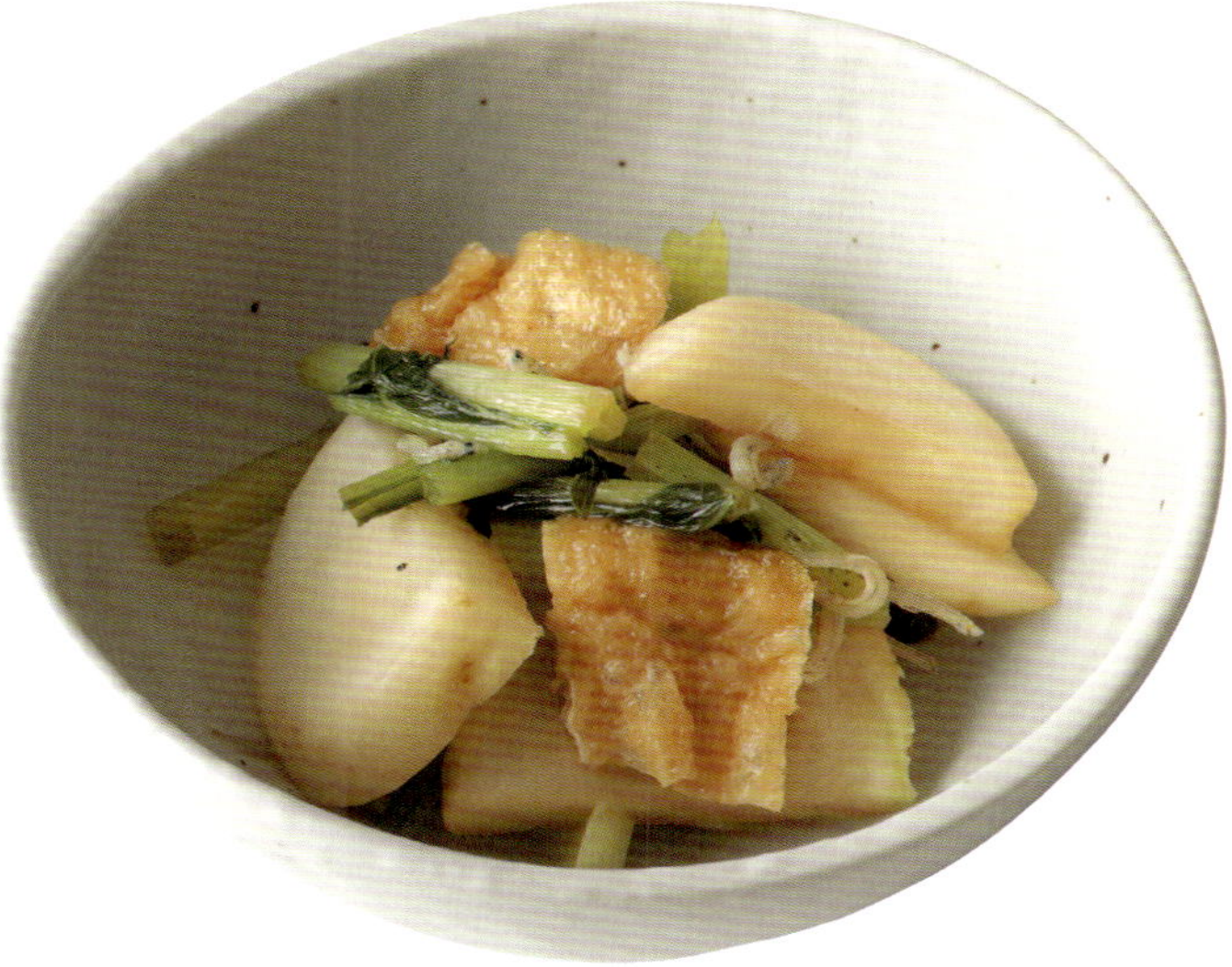

材料（作りやすい分量）

○ちりめんじゃこ…大さじ２
○油揚げ…大１枚（50g）　⇒短冊切り
○葉つきかぶ…大２個（300g）
　⇒かぶは大きめのくし形切り、
　葉はざく切り

○水…$\frac{1}{3}$カップ
○しょうゆ…大さじ２

1
鍋に図のように材料を重ね入れ、分量の水を加えてふたをし、強火にかける。

2
五分通り煮えたらしょうゆを加え、全体をざっと混ぜて1～2分ほど煮る。

☑
かぶは大根に比べて火の通りがよく、意外に早く煮える根菜です。煮すぎないように注意しましょう。

重ね煮で作る中華風おかず。
油は使わず、陰陽の食材
たっぷりなのでだしいらず

八宝菜

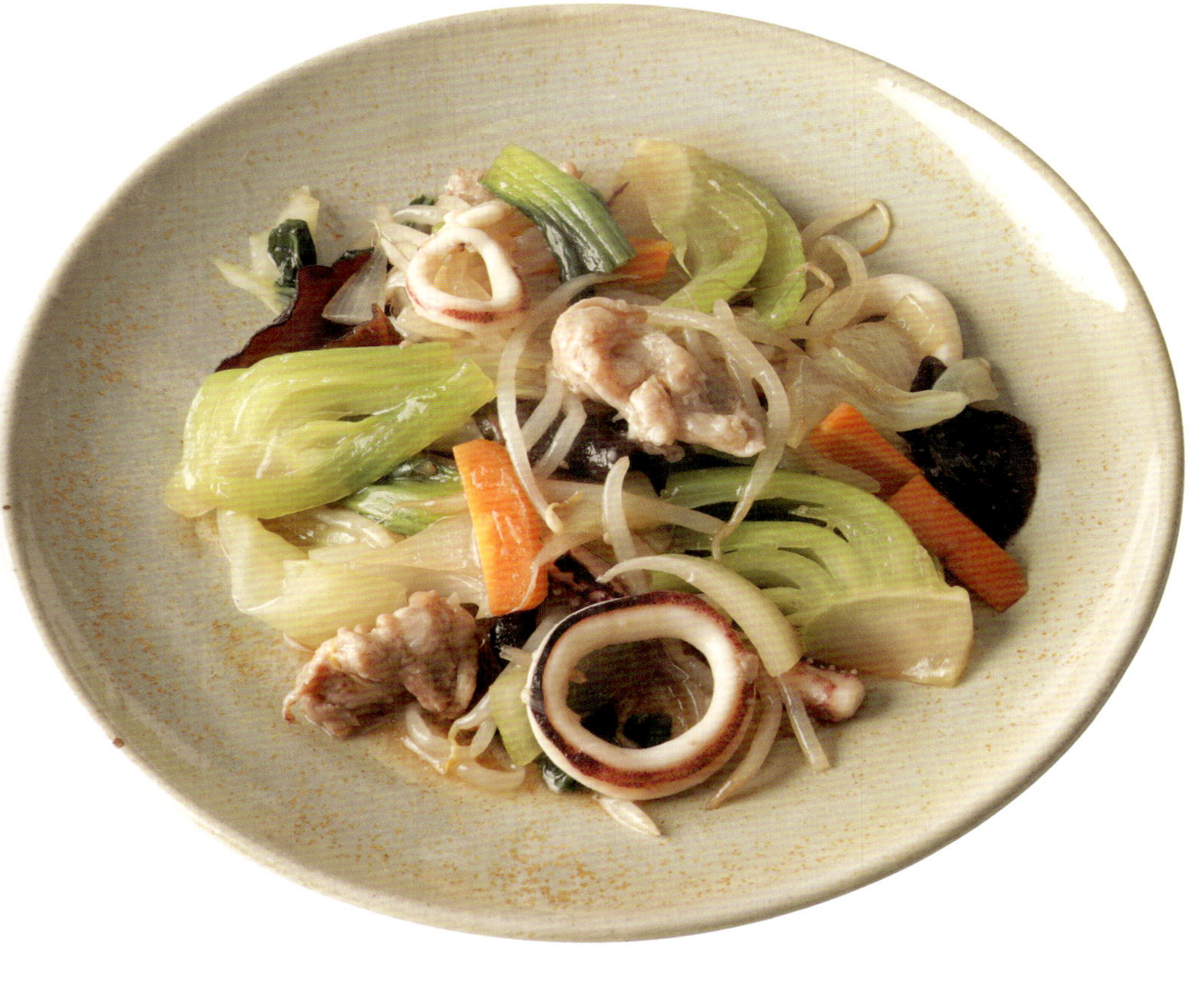

材料（4人分）

○豚薄切り肉…50g　⇒食べやすい大きさに切る
○いか…50g　⇒食べやすい大きさに切る
○にんじん…3㎝（30g）　⇒斜め薄切り
○玉ねぎ…$\frac{1}{2}$個（100g）　⇒くし形切り
○キャベツ（葉）…3枚（200g）　⇒大きめのざく切り
○もやし…$\frac{1}{2}$袋（150g）　⇒洗ってざるにあげておく
○ちんげん菜…1株（100g）　⇒縦四つ割りにして一口大に切る
○干しきくらげ…3個　⇒湯でもどして石づきを除き、一口大に切る

○水…1カップ
○塩…小さじ1
○しょうゆ…大さじ1
○片栗粉…大さじ1強
⇒2倍の水で溶いておく

A ○しょうゆ、酒、片栗粉…各小さじ1

※玉ねぎのかわりに、ねぎ1本を斜め切りにして加えてもいいでしょう。

1 豚肉といかはAを加えてよく混ぜ、下味をつけておく。

2 鍋に図のように材料を重ね入れ、分量の水と塩少々を加えてふたをし、強火にかける。

3 野菜がやわらかくなったら、全体をざっと混ぜて塩としょうゆで味をととのえる。

4 最後に水溶き片栗粉を回し入れて、とろみをつける。

☑ でき上がりにごま油大さじ1をふり混ぜると、ごまの香りがプラスされて美味です。

えびとほたては
下味で旨みが出ます。
ごま油は少量でもコク満点

魚介の簡単麻婆豆腐風

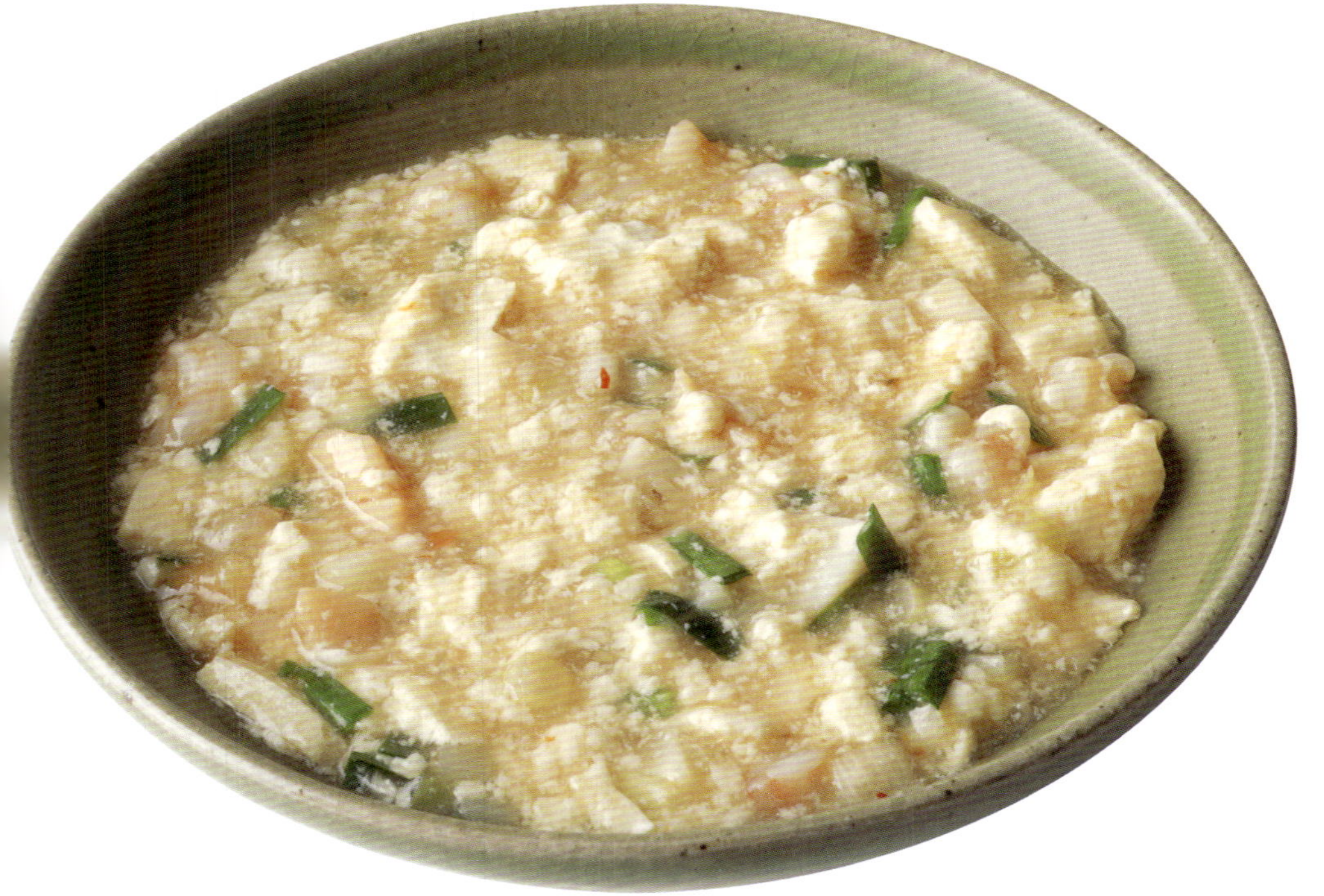

材料（4人分）

- ○むきえび・ほたて貝柱（生）…各100g　⇒細かく切る
- ○ねぎ…1本（100g）　⇒粗みじん切り
- ○豆腐…1丁（300g）　⇒水きりして、大きくさいころ切り
- ○にんにく…2片　⇒みじん切り

- ○ごま油…大さじ$1\frac{1}{2}$
- ○水…1カップ
- ○塩…少々
- ○しょうゆ…大さじ1～$1\frac{1}{2}$
- ○一味唐辛子…少々
- ○にら…$\frac{1}{2}$わ（50g）　⇒1cm長さに切る
- ○片栗粉…大さじ2　⇒2倍の水で溶いておく

A
- ○酒・しょうゆ…各小さじ1
- ○片栗粉…小さじ$\frac{1}{2}$

1 むきえびは背わたを取って細かく切り、ほたて貝柱も小さく切る。これをボウルに入れてAを加え、よく混ぜて下味をつけておく。

2 鍋に油大さじ1を熱してにんにくを香りよく炒め、豆腐を加えて混ぜる。

3 さらにねぎを散らし、上に**1**をほぐしながら全体に散らし入れる。

4 **3**に分量の水を加え（a）、ふたをして煮る。

5 煮えたところで塩としょうゆで味をととのえ、一味唐辛子をふってにらを加える。最後に水溶き片栗粉を回し入れてとろみをつけ、おろし際に、残りの油を加え混ぜる。

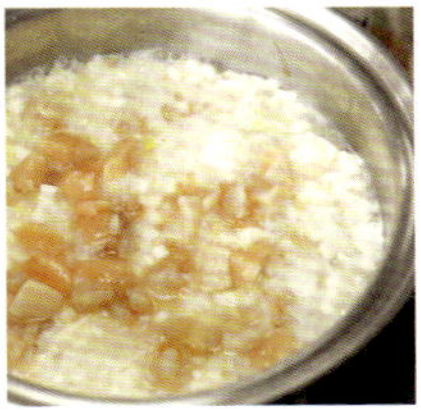

a　えびとほたて貝柱を重ね煮するときは、材料の一番上に散らし、水を加えて煮る。

✚プラスαのもう一品

大豆は炒って香ばしさを出し、
火通りをよくします

炒り大豆と根菜のピクルス

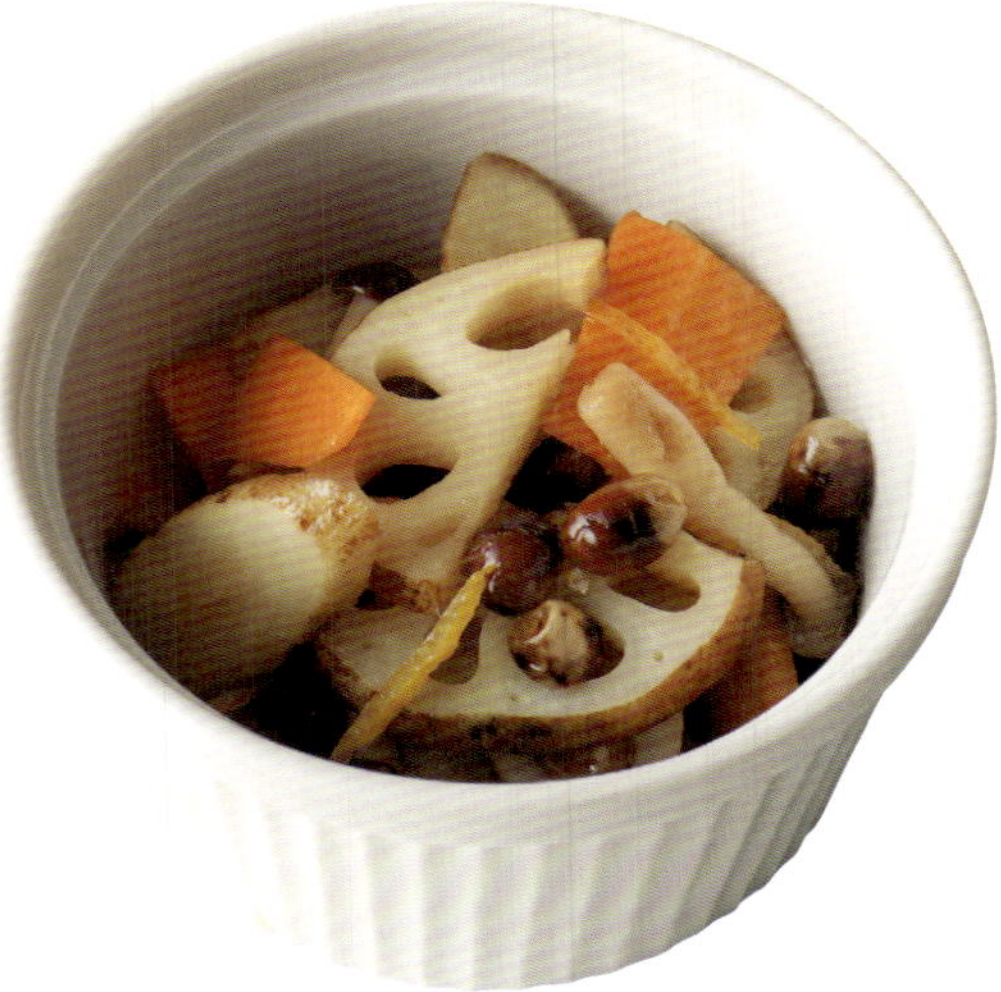

材料（作りやすい分量）

- ○炒り大豆…1/3カップ
- ○れんこん…1/3節（60g）　⇨半月切り
- ○ごぼう…3～4cm（30g）　⇨斜め切り
- ○にんじん…小1/2本（50g）　⇨いちょう切り
- ○長いも（または菊いも）…3cm（80g）　⇨いちょう切り
- ○大根…3～4cm（80g）　⇨いちょう切り
- ○しめじ…1/2パック（50g）　⇨石づきを切り落として小房に分ける

ピクルス液

- ○米酢…50mℓ
- ○梅酢…小さじ1～2
- ○しょうゆ…小さじ1～2
- ○みりん…大さじ3
- ○柚子…1/2個　⇨皮は薄くそいでせん切りにし、果汁は絞る
- ○ごま油…大さじ1/2

1 まず炒り大豆を作る。大豆は洗わずにフライパンに入れて強火にかける。木べらなどで混ぜながら、焦げめがついて香りが立つまで炒る。

2 調味料を合わせ混ぜてピクルス液を作る。

3 鍋に図のように材料を重ね入れ、**2**を上から注いで中火にかける。2～3分ほど煮て火からおろし、好みによりごま油を加え混ぜる。

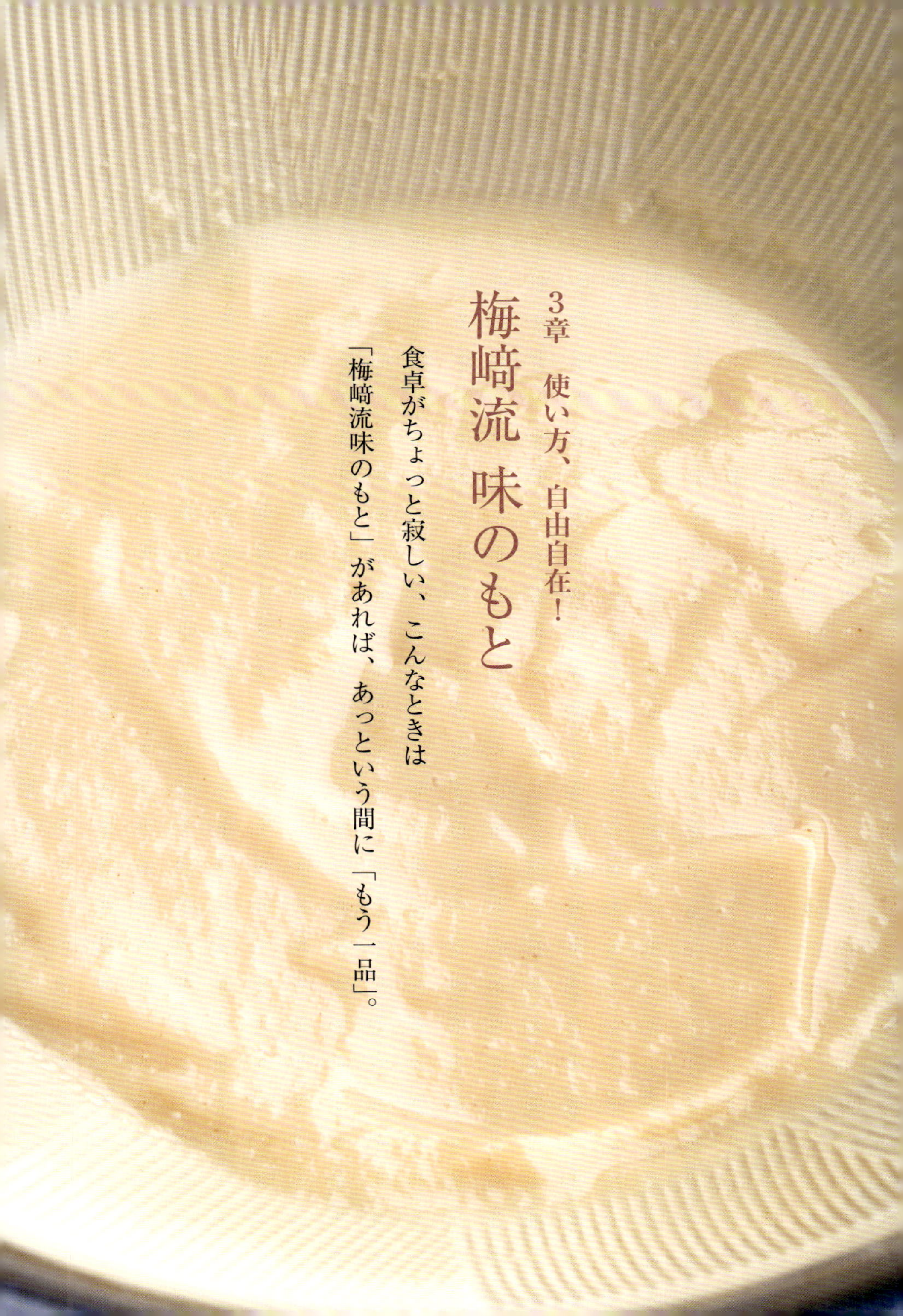

3章　使い方、自由自在！

梅﨑流 味のもと

食卓がちょっと寂しい、こんなときは
「梅﨑流味のもと」があれば、あっという間に「もう一品」。

「梅﨑流味のもと」とフライパンの蒸し煮で「もう一品」も簡単！

◎まずはフライパンですぐできる蒸し煮をご紹介

温野菜の付け合わせやあえ物を作るとき、下ゆでしたり蒸したりすると、せっかくのビタミン類や素材の風味も半減。時間も手間もかかります。そこでおすすめなのが少量の水（さそい水）と塩（かくし塩）をふってフライパンで蒸し煮にする方法。素材の甘みや旨みを引き出し、栄養分は丸ごと生きて、でき上がりも短時間。フライパンは熱も均一に回り、火通りも早いからです。

◎1種類の野菜なら、少量の塩湯をからめて蒸す

カリフラワーやブロッコリー、アスパラガス、スナップえんどうなど、単品でも味や旨みを楽しめるものは、フライパンに塩湯を作って素材をからめ、ふたをして蒸します。野菜がやわらかくなれば、でき上がり。ほどよい塩味がつき、色よく仕上がります。

◎数種類の野菜は少量の塩と水で蒸す

数種類の野菜を蒸し煮にするときは、重ね蒸し煮で作ります。鍋かフライパンに、陰陽に応じて野菜を重ね入れ、一つまみの塩と⅓〜½カップの水を加え、ふたをして蒸し煮に。

青菜をお浸しやあえ物にするときも同じです。ざく切りにして塩と水を加え、蒸し煮に。葉がしんなりしたらざっと混ぜ、鍋底を水につけて冷まします。

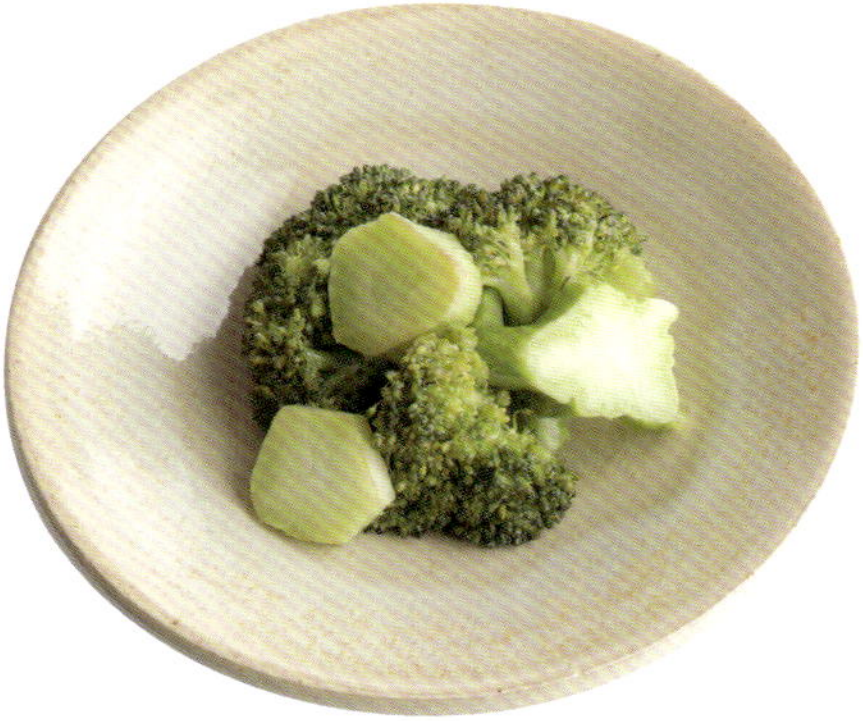

ブロッコリーの蒸し煮

材料と作り方

1 フライパンに水⅓カップと塩一つまみを入れて火にかける（すまし汁の濃さ）。

2 ブロッコリー½個は小房に分けて洗い、**1**の塩湯に加え混ぜてからませる。

3 ふたをして強火で手早く蒸し煮に。やわらかくなったら、オリーブ油小さじ1〜2を回しかける。

☑ 歯ごたえを残し、色よく仕上げるのがコツ。ほどよい加減になったとき塩湯が残っていたら、湯をあけて水けを飛ばします。

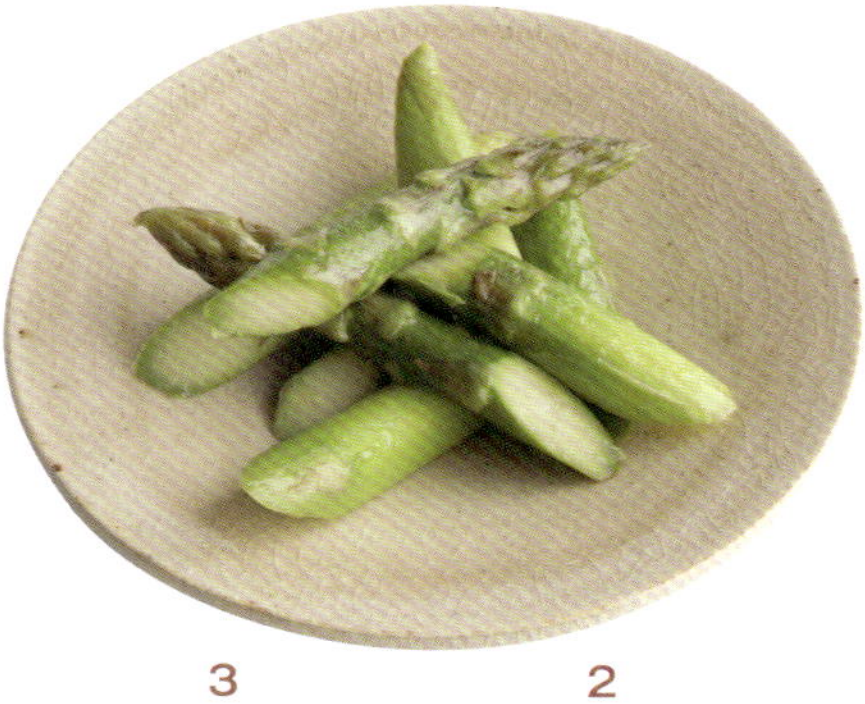

アスパラガスの蒸し煮

材料と作り方

1 アスパラガス5本は根元を1〜2cm切り落として下部のかたい筋をピーラーで取り除き、5cm長さに切る。

2 フライパンに水⅓カップと塩一つまみを入れて火にかけ、煮立ってきたら**1**を加え混ぜてからませる。

3 ふたをして強火で手早く蒸し煮に。やわらかくなったら、オリーブ油小さじ1〜2を回しかける。

春から夏のドレッシング

「陽」が強くなる春から夏には
「陰」の野菜を使ったり、酸味をきかせた
ドレッシングを

トマト、玉ねぎ、バジルの香りを
陰性のりんご酢と合わせて

トマトドレッシング

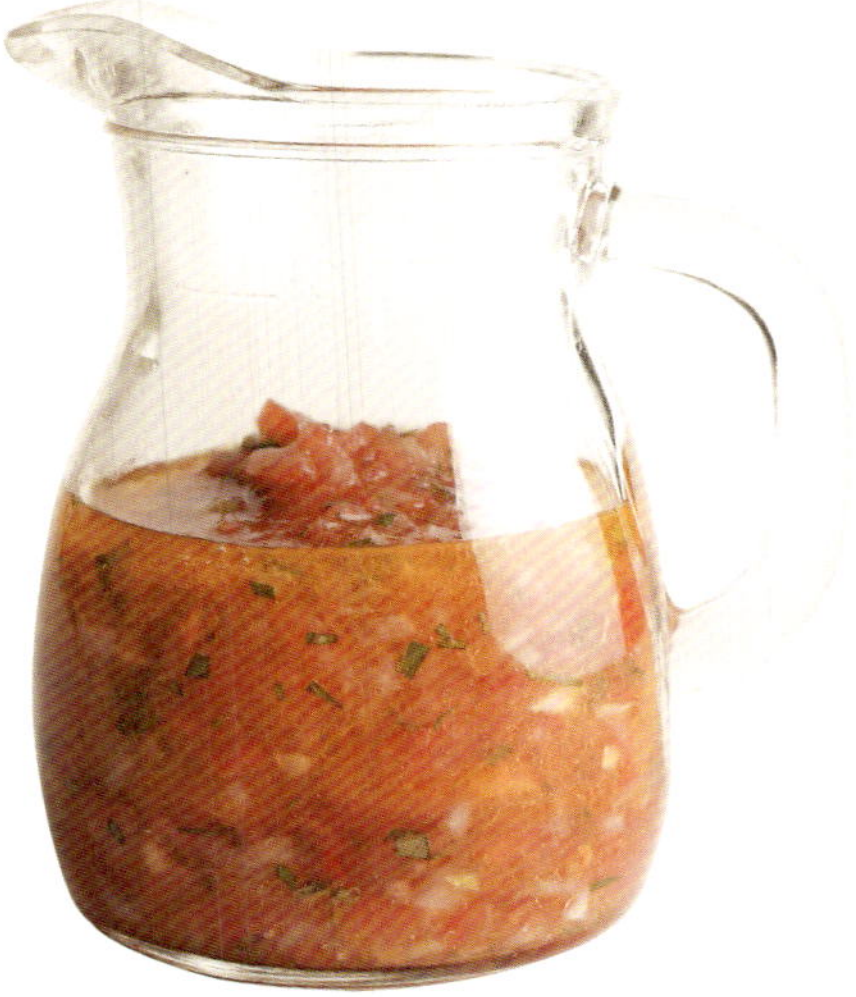

梅干しと水だし、すりごまが風味豊か。
油を控えたい人にもおすすめ

ノンオイル梅ドレッシング

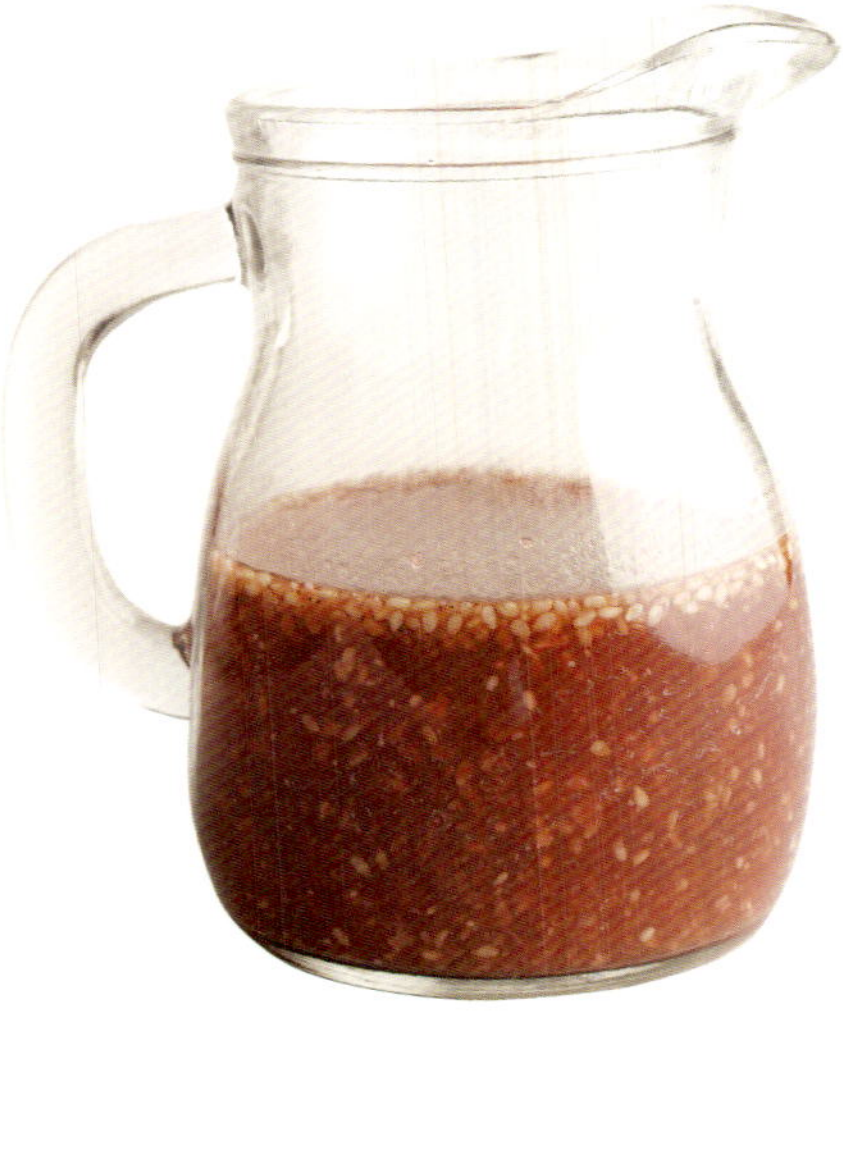

温野菜が冷めたら
フレッシュ野菜を合わせます

重ね蒸し煮の温菜サラダ

—好みのドレッシングで—

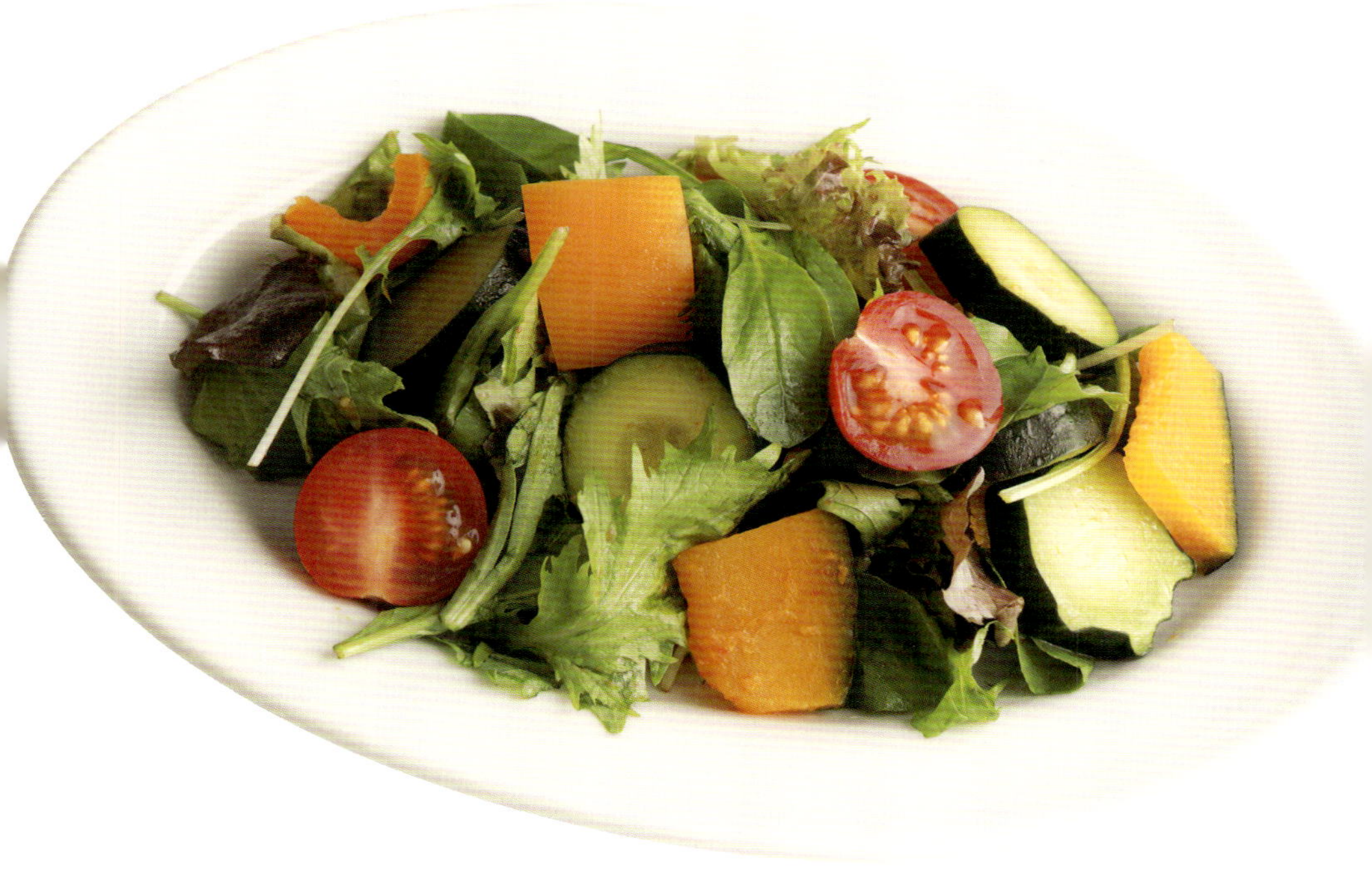

トマトドレッシング

材料（作りやすい分量）

- ○トマト…小1個（120g）　⇒粗みじん切り
- ○玉ねぎ…$\frac{1}{5}$個（30g）　⇒粗みじん切り
- ○バジル（葉）…6～8枚　⇒粗みじん切り

A

- ○りんご酢…大さじ2～3
- ○梅酢または塩こうじ…大さじ1
- ○オリーブ油…大さじ3
- ○こしょう…少々

1　トマト、玉ねぎ、バジルはすべて粗みじんに切る。

2　ボウルにAを入れてよく混ぜ合わせ、1を加える。さらに全体を混ぜ、味をみて好みの加減にととのえる。

☑ 冷製パスタのソースとしてもおいしいです。

ノンオイル梅ドレッシング

材料（作りやすい分量）

- ○梅干し…3個

A

- ○水だし…$\frac{1}{2}$カップ（→53ページ）
- ○しょうゆ…大さじ1～2
- ○米酢…大さじ2～3
- ○すりごま（白）…大さじ1

※梅干しのかわりに、梅ペースト大さじ2を加えても。
また、しょうが（すりおろし）小さじ1を加えると、ピリッとした風味がアクセントになります。しょうゆを塩こうじにかえても美味。

1　梅干しは種を除き、すり鉢で果肉をなめらかにつぶす。

2　1にAを加えてよく混ぜ合わせ、味をみて好みの加減にととのえる。

☑ 夏場など、そうめんのつけだれとしてもおすすめです。

重ね蒸し煮の温菜サラダ

材料（4人分）

○かぼちゃ…小1/8個（120g）　⇒3㎜厚さの薄切り
○ズッキーニ…1本（120g）　⇒半月切り
○パプリカ（黄）…1/2個（80g）　⇒色紙切り

○水…1/3カップ
○塩…少々
○オリーブ油…大さじ1
○ミニトマト…5個　⇒縦半分に切る
○ベビーリーフ…40g

1 鍋に図のように材料を重ね入れ、分量の水と塩を加えてふたをし、強火で蒸し煮にする。

2 色よく好みのやわらかさに煮えたら、オリーブ油を加えて混ぜ、鍋底を水につけて冷ます。

3 2にミニトマトとベビーリーフを加えてざっと混ぜる。トマトドレッシングまたはノンオイル梅ドレッシングのどちらでも好みのものをかけてあえ混ぜる。

秋から冬のドレッシング

「陰」が強くなる秋から冬には、「陽」の野菜や豆腐などを使ったドレッシングを

りんごとにんじんを皮ごとすりおろし、酸味と油をプラス

りんご&にんじんドレッシング

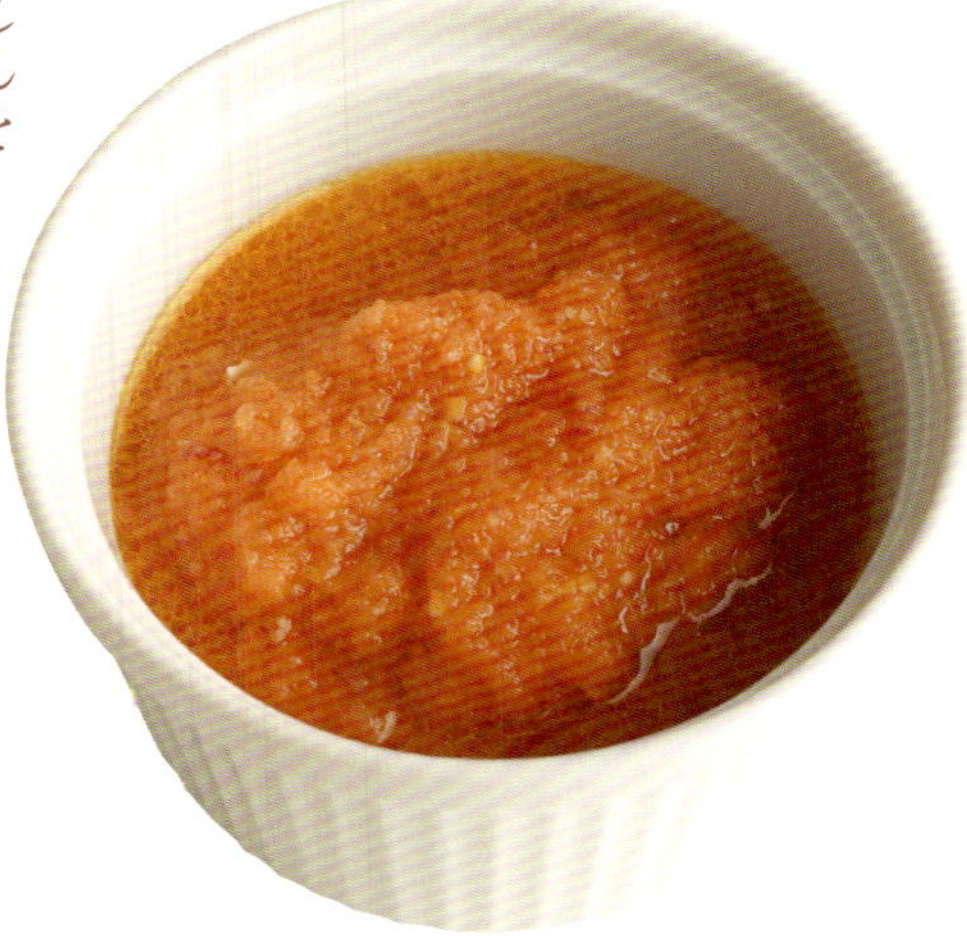

豆腐のベースに白みそやごまペーストが入る陰陽調和ドレッシング

豆腐ドレッシング ゆず風味

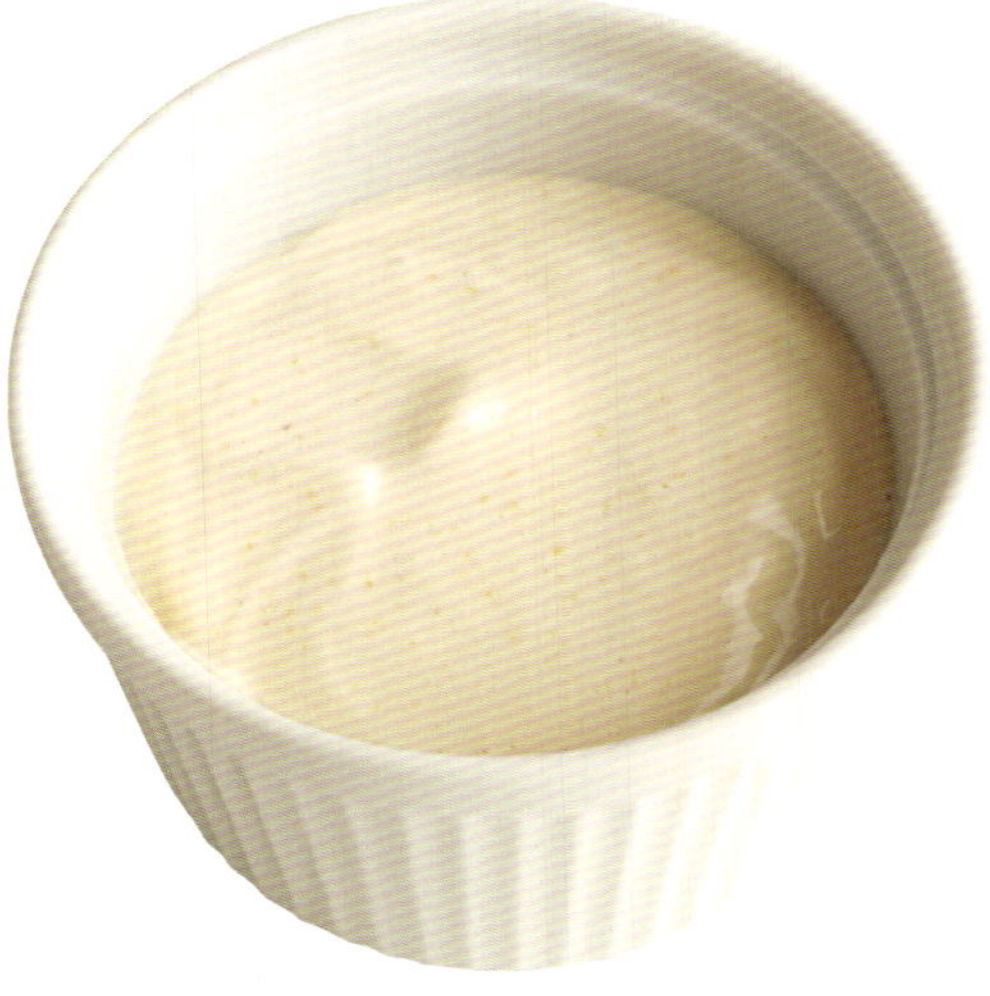

根菜たっぷりで
体が温まります。
どちらのドレッシングでも

重ね蒸し煮の温菜サラダ

—好みのドレッシングで—

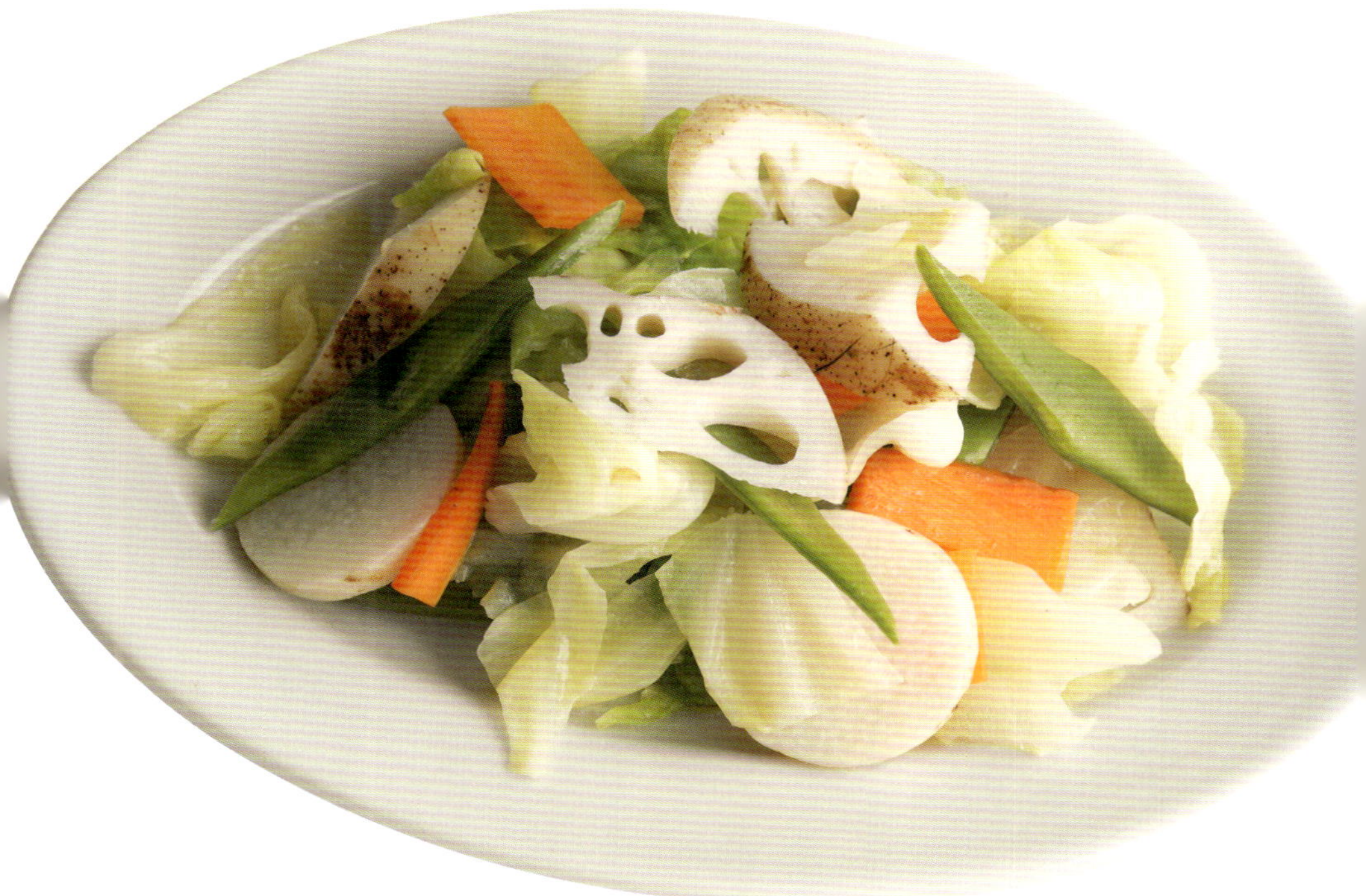

りんご&にんじんドレッシング

材料（作りやすい分量）

○りんご…1/3個　⇒皮つきのまますりおろす

○にんじん…3㎝（30g）⇒皮つきのまますりおろす

A

- ○梅酢または塩こうじ…大さじ1※
- ○米酢…大さじ2
- ○オリーブ油…大さじ2～3
- ○レモン…1/2個　⇒皮はそいでみじん切りにし、絞った果汁は大さじ1/2を使う
- ○こしょう…少々

※梅酢と塩こうじは各大さじ1/2ずつでもいいでしょう。

1 りんごとにんじんは皮ごとすりおろす。

2 ボウルにAを入れてよく混ぜ合わせ、1を加える。さらに全体を混ぜ、味をみて好みの加減にととのえる。

豆腐ドレッシング　ゆず風味

材料（作りやすい分量）

○絹ごし豆腐…1/2丁（150g）

○白みそ…大さじ2～3

○練りごま（白）…大さじ1

○米酢…大さじ2～3

○ゆず…1個　⇒皮は1/2個分をそいでみじん切りにし、絞った果汁は大さじ1～2を使う

○しょうゆ…小さじ1～2

1 豆腐は塩少々（分量外）を加えた熱湯で2～3分ゆでてざるにあげ、水けをきって冷ます。

2 ミキサーに1を入れ、ほかの材料もすべて加えてスイッチオン。なめらかになったら、味をみて好みの加減にととのえる。

重ね蒸し煮の温菜サラダ

材料（4人分）

- ○れんこん…1/3節（50g）　⇒薄いいちょう切り
- ○にんじん…3㎝（50g）　⇒短冊切り
- ○長いも…中1/5本（80g）　⇒ひげ根を直火で焼き、輪切り
- ○キャベツ…1/6個（200g）　⇒大きめの色紙切り
- ○さやいんげん…14～15本（100g）　→斜め切り

- ○水…1/3カップ
- ○塩…少々
- ○オリーブ油…大さじ1

1 鍋に図のように材料を重ね入れ、分量の水と塩を加えてふたをし、強火で蒸し煮にする。

2 色よく好みのやわらかさに煮えたら、オリーブ油を加え、混ぜながら中火で炒り上げる。

3 油が野菜になじんだところで、鍋底ごと水につけて冷ます。りんご&にんじんドレッシングまたは豆腐ドレッシングのどちらでも、好みのものをかけてあえ混ぜる。

春から夏のあえ衣

あえ物にはすり鉢が便利。これで季節に沿った衣を作り、旬の野菜をあえます。

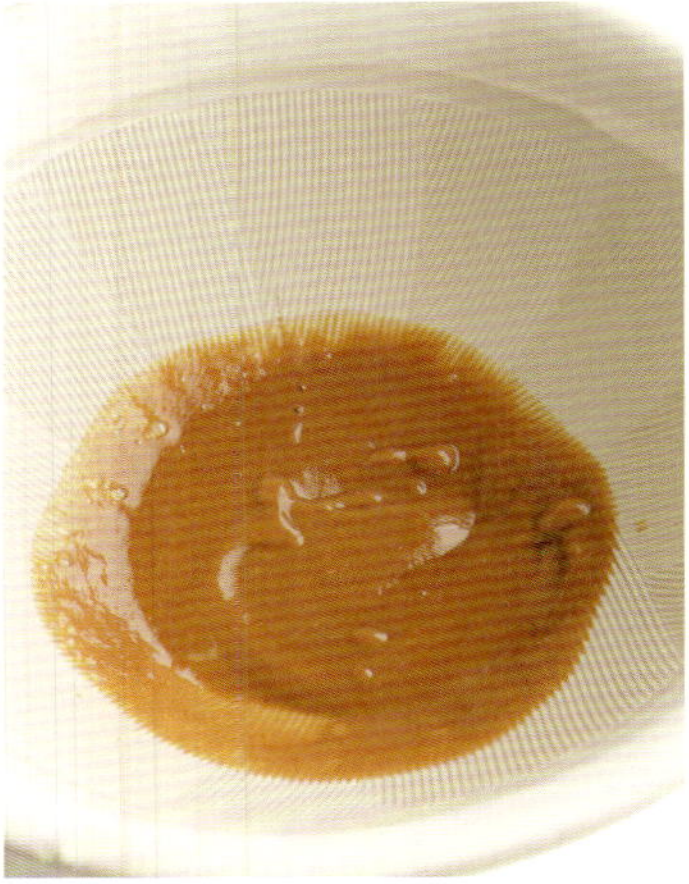

練りごまにしょうゆをプラスするだけ。
ごまの別名は「食べる丸薬」

ごまじょうゆのあえ衣

青菜を取り合わせて蒸し煮に。
ごまじょうゆで深い味わい

青菜のごまじょうゆあえ

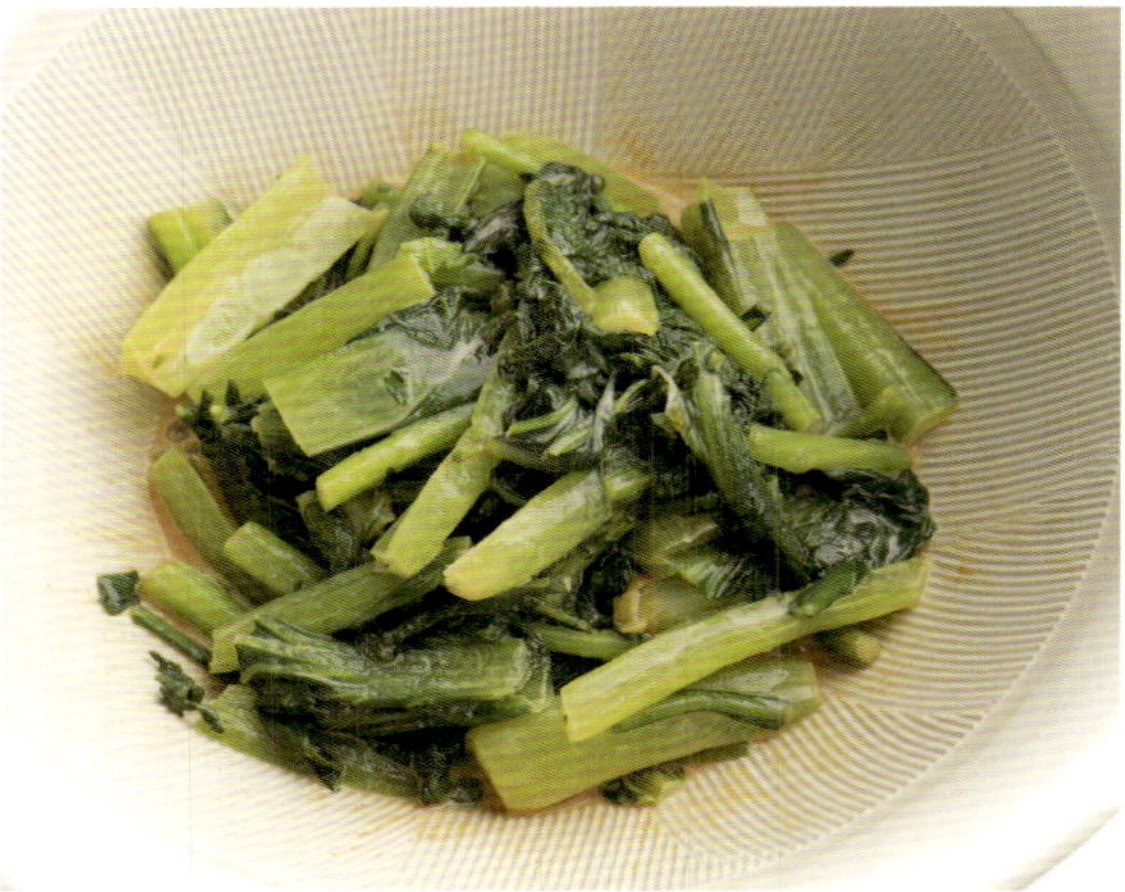

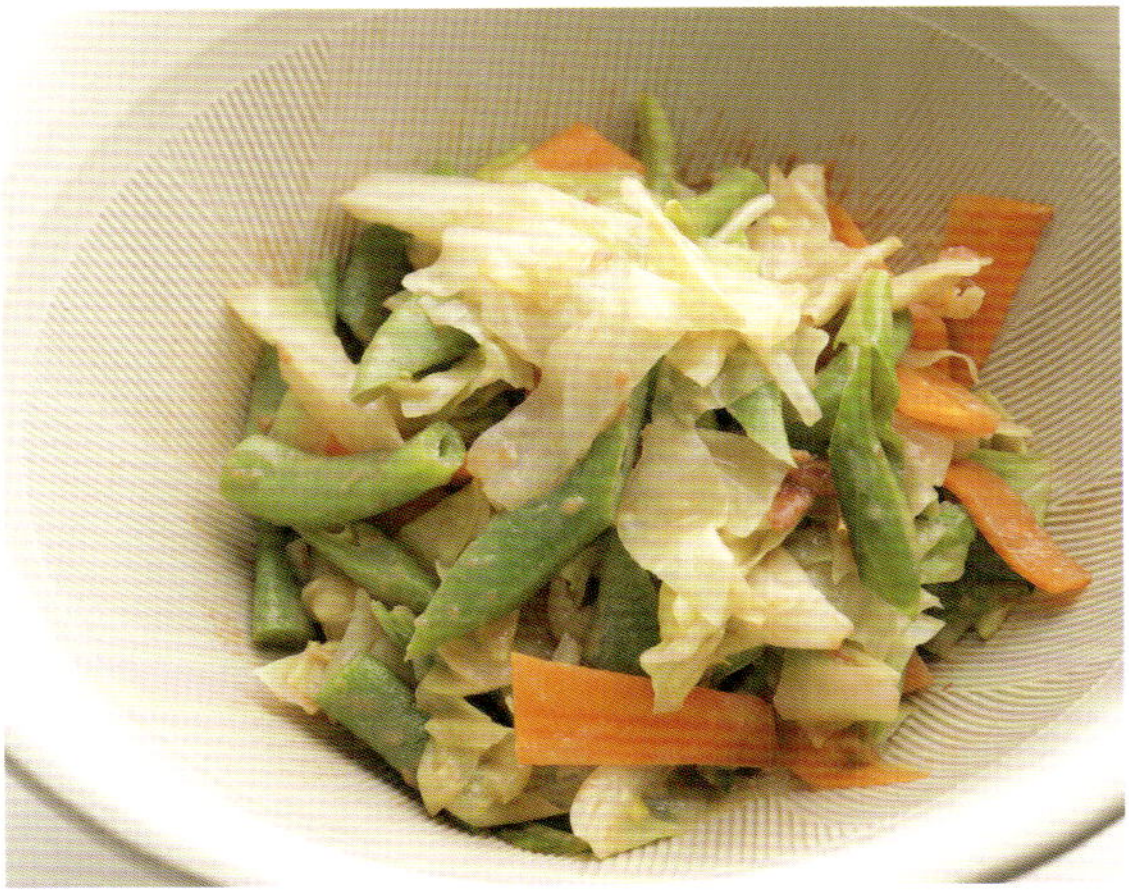

夏の野菜は、さっぱりとしたあえ物で。
歯ごたえを残すのがおいしさのコツ

春野菜の梅じょうゆあえ

疲労回復に効果的な梅干しと練りごまで
夏バテ予防にも

梅じょうゆのあえ衣

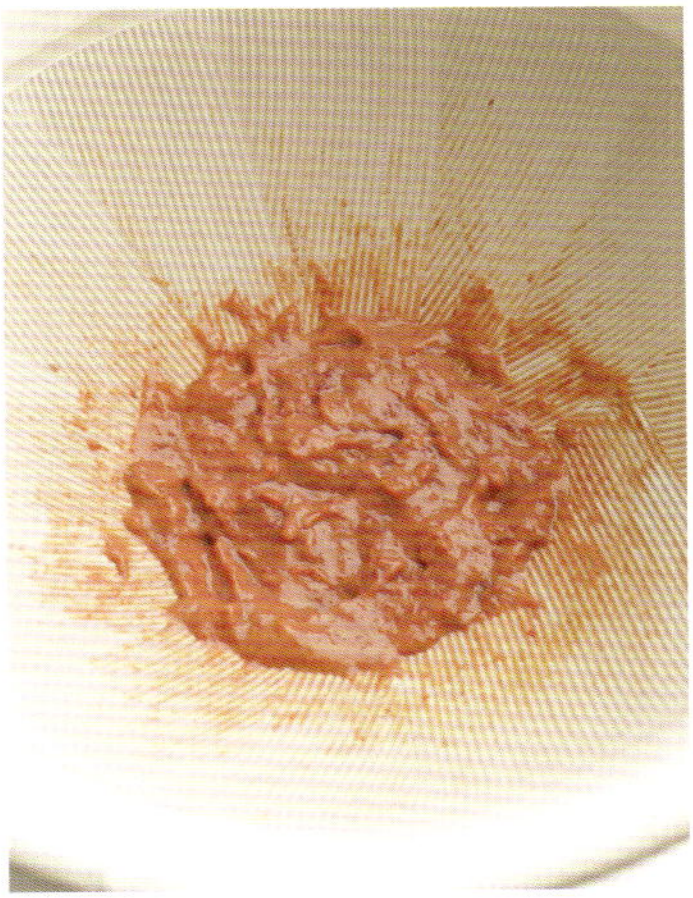

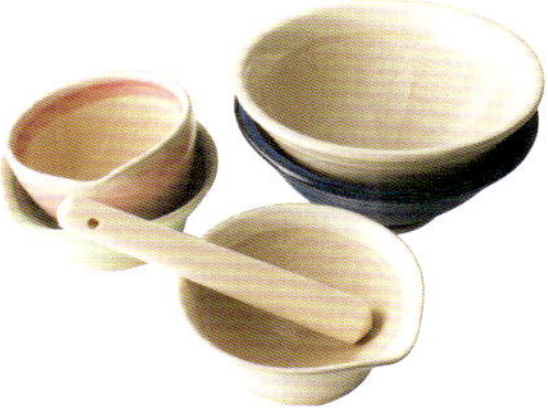

すり鉢は、かつては大きく重い調理道具でしたが、いまはサイズも豊富でカラフルなものが登場。小さいものは赤ちゃんの離乳食作りにも最適。また漬物、サラダ、薬味、箸休め用の小鉢になったり、鍋物のたれ用容器になったりと多様に使えます。

ごまじょうゆのあえ衣

材料（作りやすい分量）

○練りごま（白）…大さじ1

○しょうゆ…大さじ1～1½

1 すり鉢に材料を入れてよくすり混ぜる。

☑ 炒りごま（白）で作るときは、ごま大さじ2をすり鉢でよくすってから、しょうゆを加えてさらにすり混ぜます。

青菜のごまじょうゆあえ

材料（4人分）

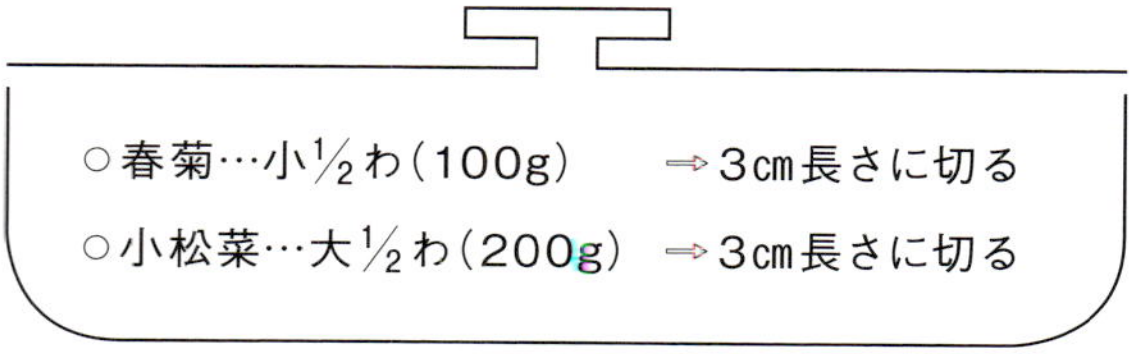
○春菊…小½わ（100g）⇨3㎝長さに切る
○小松菜…大½わ（200g）⇨3㎝長さに切る

○水…⅓カップ

○塩…少々

○ごまじょうゆのあえ衣…適量

1 フライパンに図のように材料を重ね入れ、分量の水と塩を加えてふたをし、強火で蒸し煮にする。

2 湯気が上がって色よく煮えたら、ざっと混ぜて火からおろし、鍋底を水につけて冷ます。

3 食べる直前に、すり鉢のあえ衣に2を加え、全体をあえ混ぜる。

梅じょうゆのあえ衣

材料（作りやすい分量）

- ○梅干し…1個
- ○しょうゆ…小さじ1～2
- ○練りごま…小さじ1

1 すり鉢に種を取った梅干しを入れてすり混ぜる。さらにしょうゆと練りごまを加えてよくすり混ぜる。

春野菜の梅じょうゆあえ

材料（4人分）

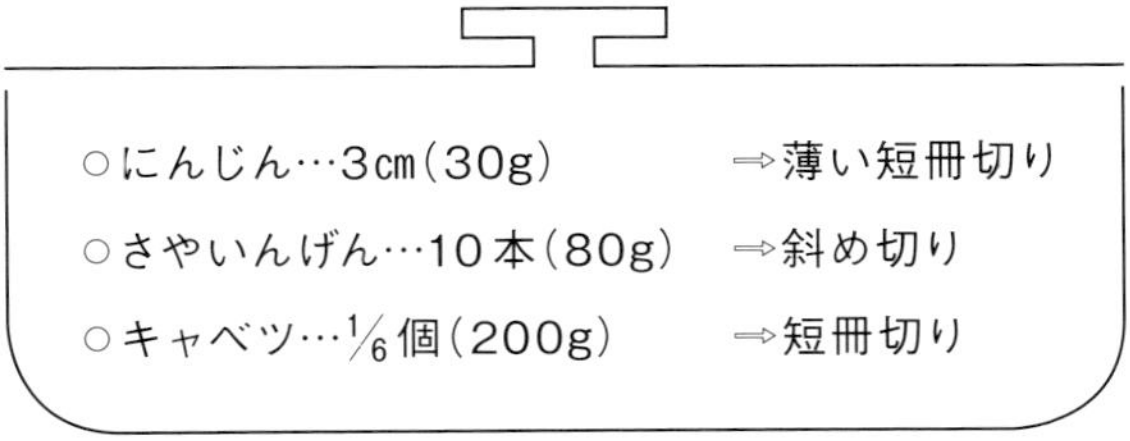
○にんじん…3㎝（30g）　⇨薄い短冊切り
○さやいんげん…10本（80g）　⇨斜め切り
○キャベツ…1/6個（200g）　⇨短冊切り

- ○水…1/3カップ
- ○塩…少々
- ○梅じょうゆのあえ衣…適量

1 鍋に図のように材料を重ね入れ、分量の水と塩を加えてふたをし、強火で蒸し煮にする。

2 湯気が上がって色よく煮えたら、ざっと混ぜて火からおろし、鍋底を水につけて冷ます。

3 食べる直前に、すり鉢のあえ衣に**2**を加え、全体をあえ混ぜる。

秋から冬のあえ衣

酢みそあえや白あえは和食でおなじみ。
なめらかなあえ衣で季節の味を。

陰陽の調和がとれている
豆腐のクリーミィなあえ衣

白あえのあえ衣

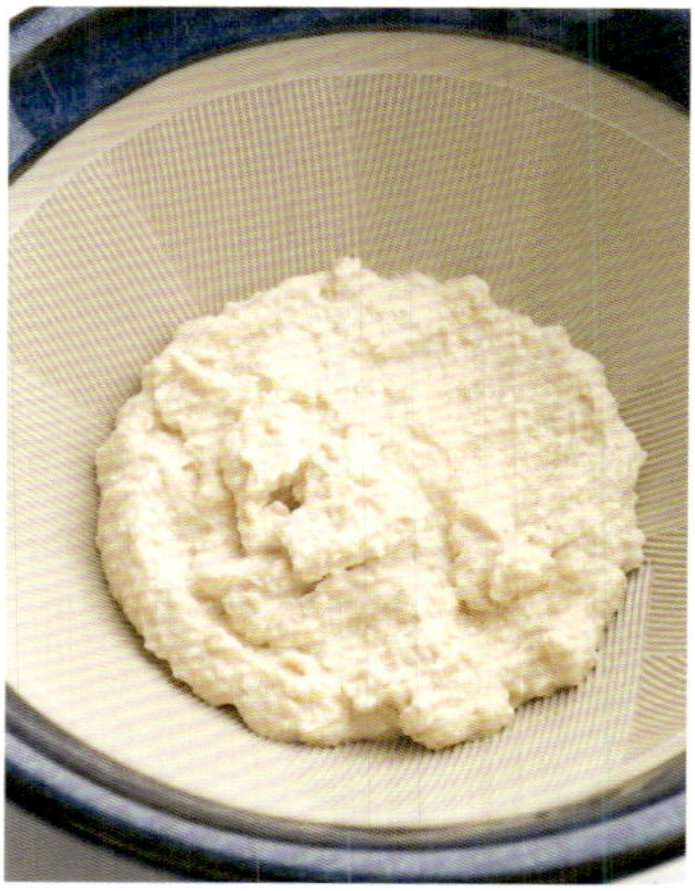

野菜の蒸し煮にビタミン豊富な
旬のくだものを組み合わせても

にんじん、ひじき、青菜の白あえ

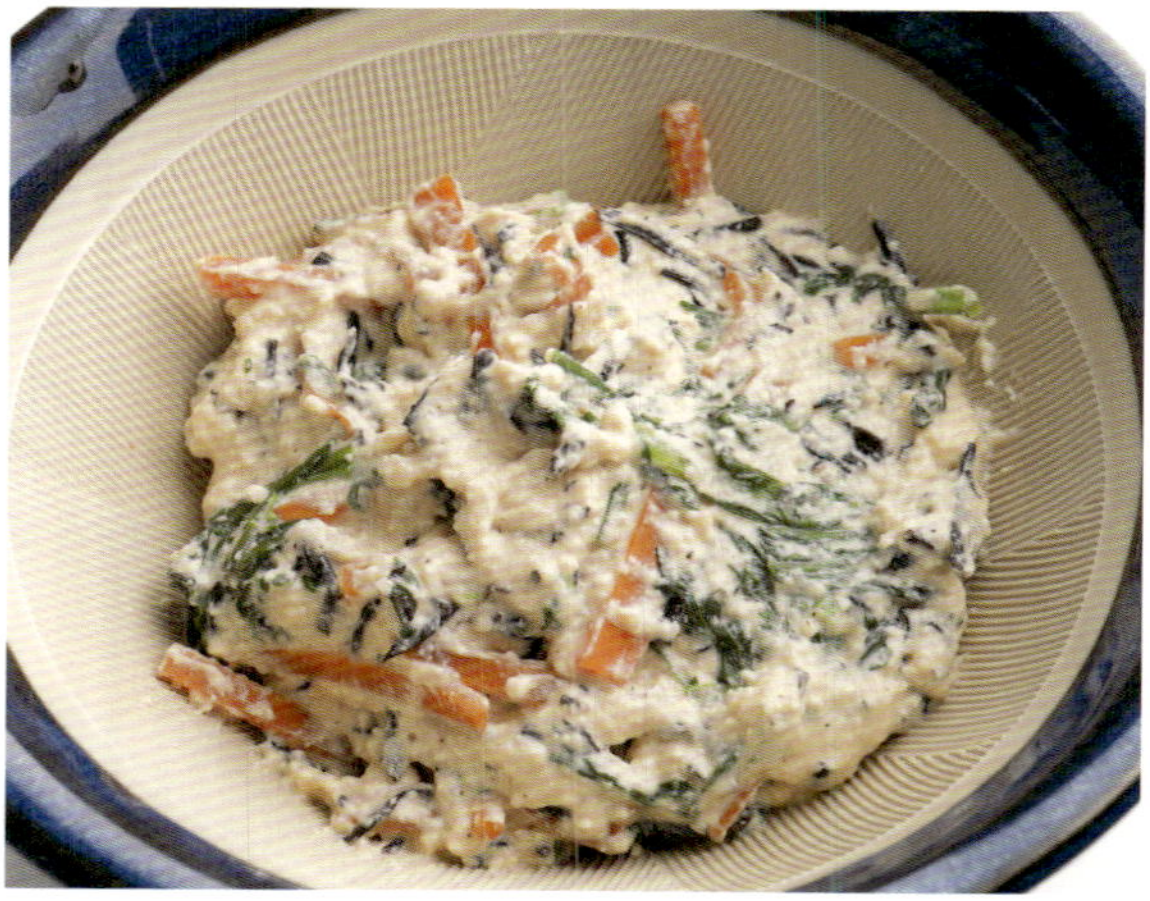

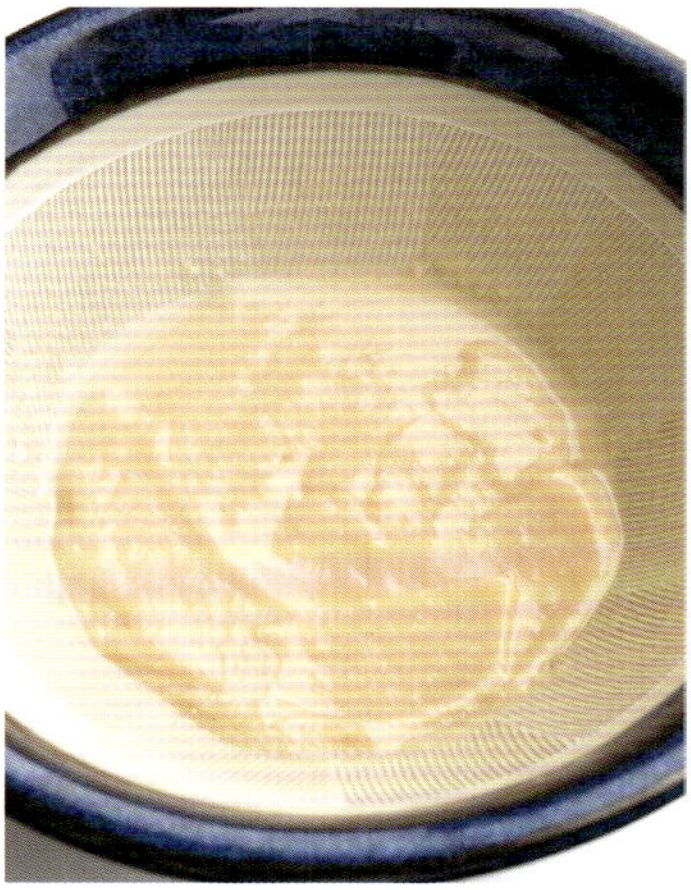

酢みそのあえ衣

白みそと練りごまベースに
ゆずの果汁でビタミンCをプラス

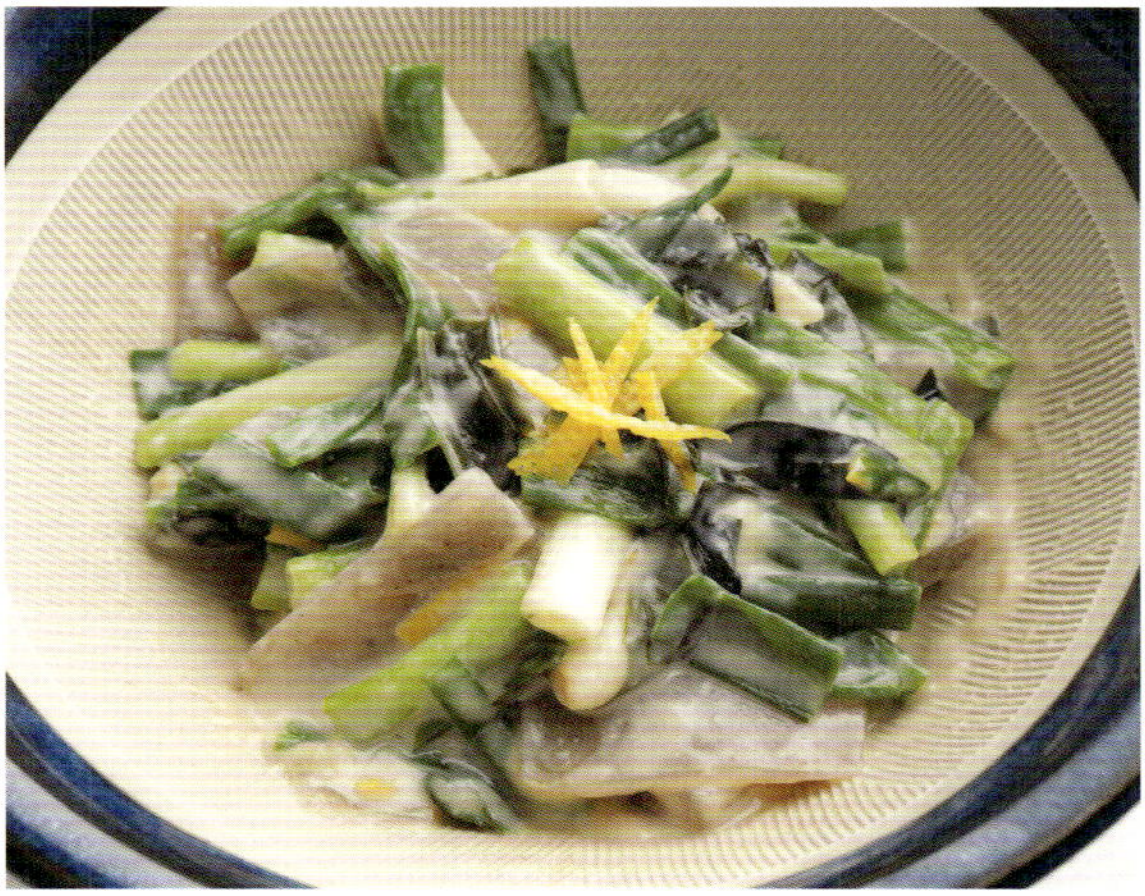

わけぎ、こんにゃく、わかめの酢みそあえ

身近な食材で相性のよい取り合わせ。
フライパンの重ね蒸しですぐできます

白あえのあえ衣

材料（作りやすい分量）

○木綿豆腐…中1丁（250g）
⇒ペーパータオルで包み、まな板などで重しをしてよく水きりする

○白みそ…大さじ3

○練りごま…小さじ1

1 すり鉢に白みそと練りごまを入れてよくすり混ぜ、豆腐も加えてさらに混ぜる。

☑ 豆腐は生ものなので、夏場は一度ゆでてから水きりすると安心。水分もよくきれます。またペーパータオルに包んで、レンジ加熱（500W／約3分）をしてもいいでしょう。

にんじん、ひじき、青菜の白あえ

材料（作りやすい分量）

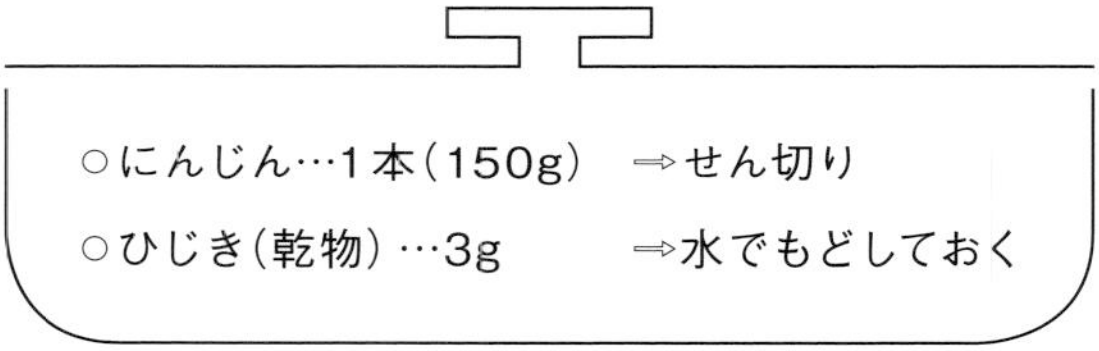
○にんじん…1本（150g）　⇒せん切り
○ひじき（乾物）…3g　⇒水でもどしておく

○水…$\frac{1}{2}$カップ

○しょうゆ…大さじ1

○みりん…大さじ1

○青菜（ほうれん草や春菊）…$\frac{1}{2}$わ（100g）
⇒3㎝長さに切る

○白あえのあえ衣…適量

1 フライパンに図のように材料を重ね入れ、分量の水を加えてふたをし、強火にかける。

2 1がやわらかく煮えたら、しょうゆとみりんを加えて混ぜ、味をととのえる。

3 2の煮汁が少なくなってきたら青菜を加え、ふたをして蒸し煮に。色よく煮えたら火からおろし、鍋底を水につけて冷ます。

4 食べる直前に、すり鉢のあえ衣に3を加えてあえ混ぜる。

酢みそのあえ衣

材料（作りやすい分量）

○白みそ…大さじ4～5
○練りごま…小さじ1
○米酢…大さじ2
○ゆずの絞り汁…大さじ1

1 すり鉢にみそと練りごまを入れてよくすり混ぜ、なめらかになったら、酢とゆずのしぼり汁を加えてさらに混ぜる。

わけぎ、こんにゃく、わかめの酢みそあえ

材料（作りやすい分量）

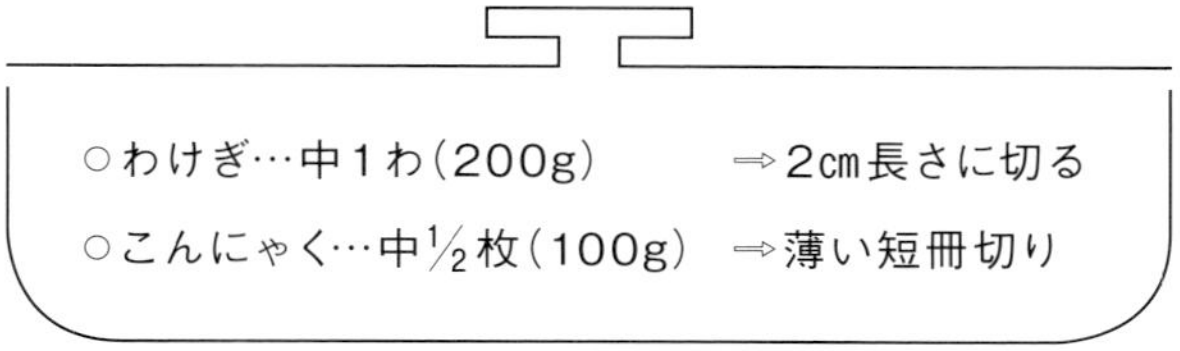

○わけぎ…中1わ（200g）　⇨2cm長さに切る
○こんにゃく…中1/2枚（100g）　⇨薄い短冊切り

○わかめ（生）…30g
⇨塩けを洗い流してざく切り
○水…1/3カップ
○塩…少々
○ゆず…1/3個…⇨皮は薄くそいでせん切りにし、絞った果汁はあえ衣用に大さじ1を使う
○酢みそのあえ衣…適量

1 フライパンに図のように材料を重ね入れ、分量の水と塩を加えてふたをし強火にかける。

2 1が色よく煮えたら、わかめを加え、強火で炒り上げる。水けが飛んだら火からおろし、鍋底を水につけて冷ます。

3 食べる直前に、すり鉢のあえ衣に2を加え、全体をあえ混ぜる。器に盛り、せん切りにしたゆずを散らす。

☑ 花菜や根菜、ねぎ類にも合います。いかや貝類などを上にのせ、いっしょに蒸し煮にしても。

春から夏のたれ、ソース

家にある調味料で「わが家流」も簡単にできます。
この時季は酸味がきいたスパイシーなものを。

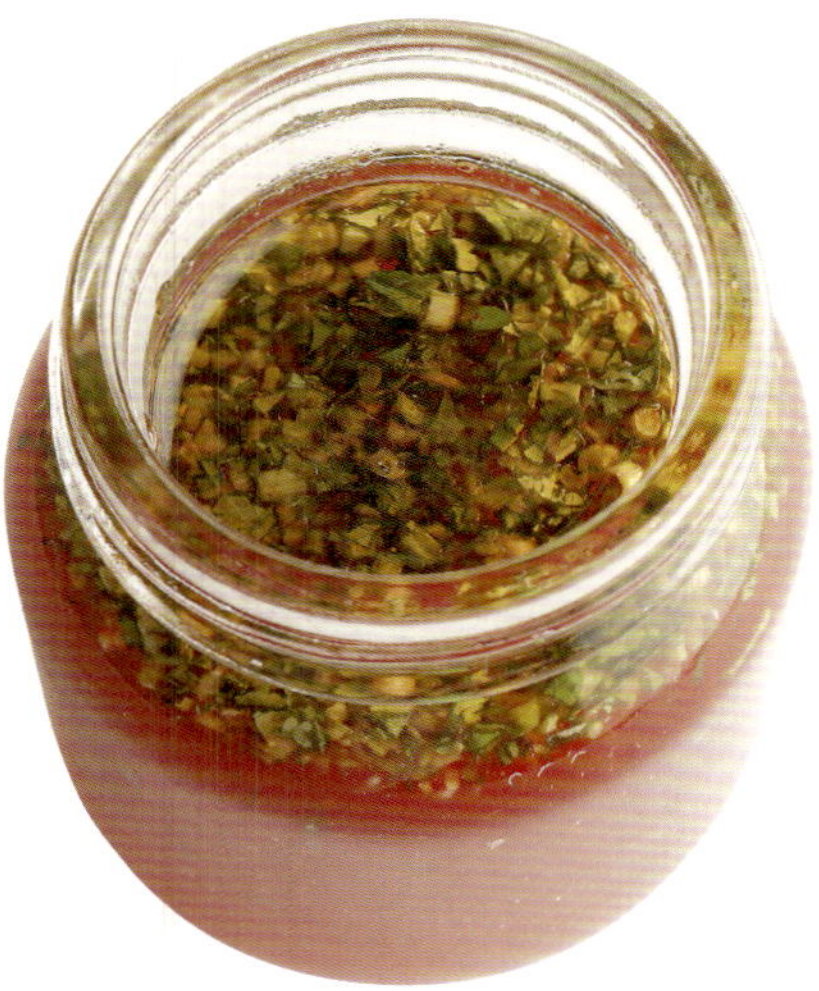

魚醤とかナンプラーといわれる
発酵調味料は、まさにアジアの旨み

アジアンソース

暑いときや食欲減退気味、
というときのお助け調味料にも

和風カレーだれ

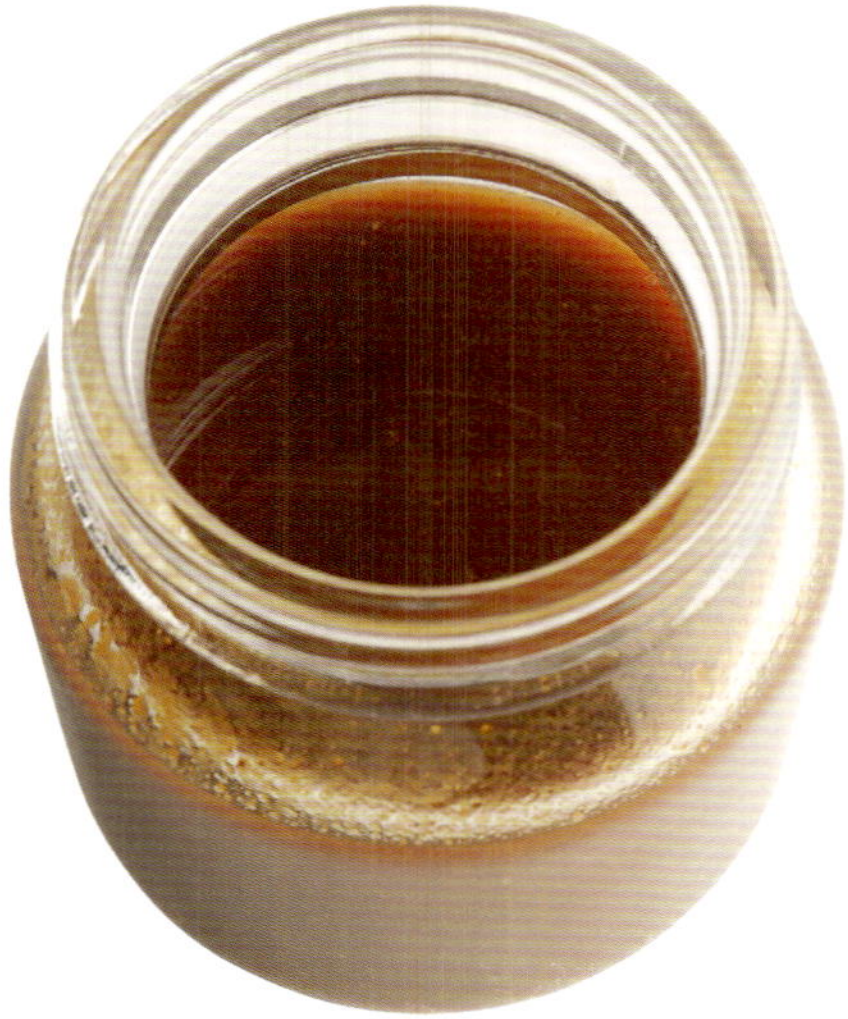

甘酸っぱいソースと
香菜の香りで食欲アップ

春雨といかのサラダ

—アジアンソースを使って—

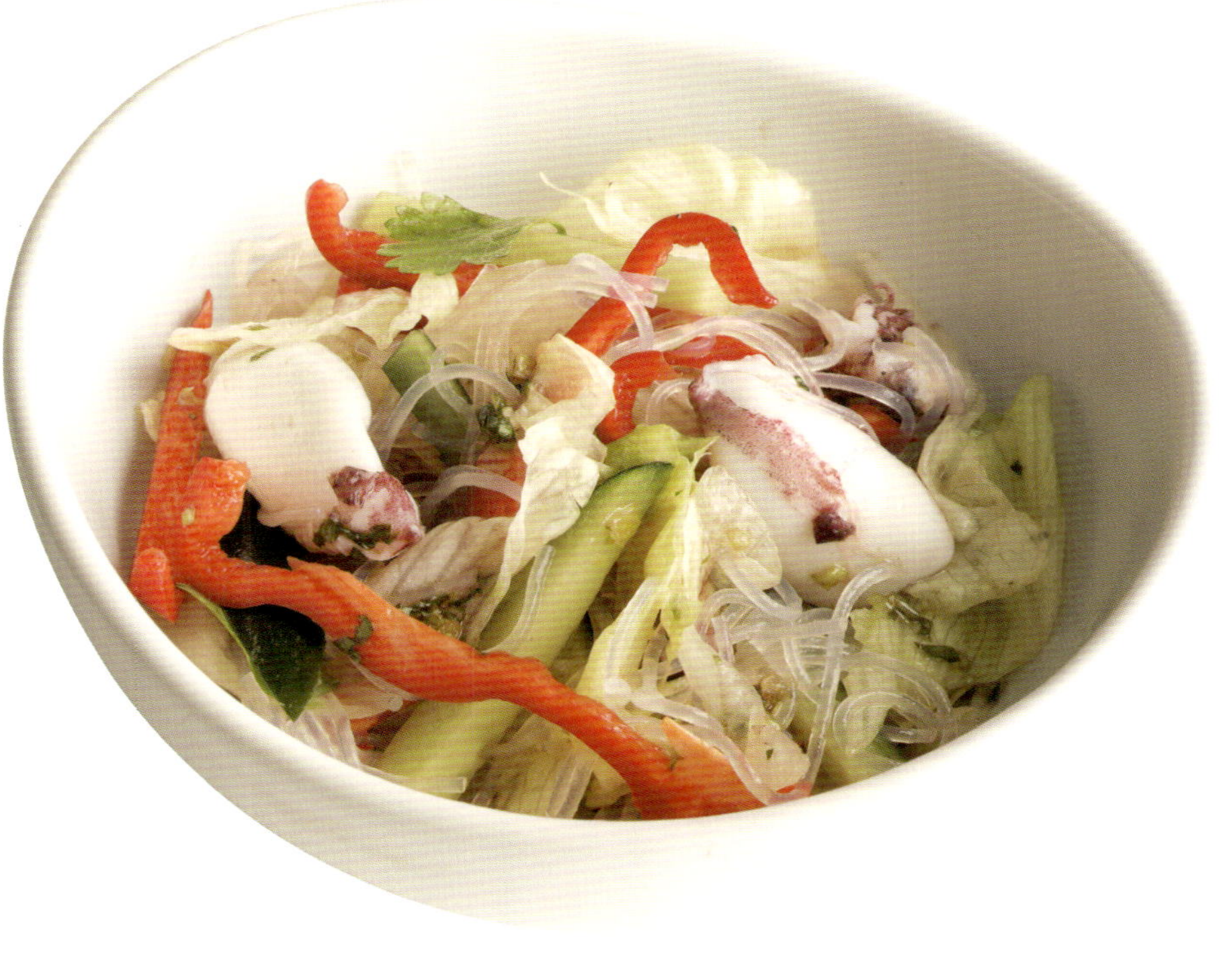

アジアンソース

材料(作りやすい分量)

○梅酢…大さじ4
○みりん…大さじ3 ½
○ナンプラー(魚醤)…大さじ1 ½
○はちみつ…大さじ1弱
○りんご酢…大さじ3～4
○トマトケチャップ…大さじ1
○ごま油…大さじ1
○香菜(パクチー)…3本

1 ボウルに調味料をすべて入れてよくかき混ぜる。

2 香菜は細かい小口切りにして**1**に加え混ぜる。でき上がりは広口びんに入れて保存を。

☑ めん料理や蒸し煮野菜の味つけにも合います。

和風カレーだれ

材料(作りやすい分量)

○水だし…大さじ5(→53ページ)
○八丁みそ…大さじ1
○しょうゆ…大さじ1
○トマトケチャップ…大さじ1
○みりん…大さじ1
○カレー粉…小さじ1

1 ボウルに調味料をすべて入れてよくかき混ぜる。でき上がりは広口びんに入れて保存を。

☑ カレーの香りだけでなく、水だしとみそも深い味わいを演出。野菜の炒め煮、焼き魚、豆腐料理のたれなどにも使えます。

春雨といかのサラダ

材料（４人分）

○きゅうり…大１本（120 ～ 150g）

○レタス…２枚

○パプリカ（赤）…$\frac{1}{3}$個（50g）

○いか…小１杯（150g）

○春雨…50g

○アジアンソース…50g

1 きゅうりは太めのせん切りにし、レタスはざく切り、パプリカは薄いせん切りにする。

2 いかは内臓を取り除き、胴と足を使う。フライパンに水$\frac{1}{2}$カップを煮立てていかを入れ、ふたをして蒸し煮に。胴は輪切りにし、足は食べやすく切る。

3 春雨はほどよい加減にゆでて水洗いし、ざるにあげて食べやすい長さに切る。

4 ボウルに**1**、**2**、**3**を入れてざっと混ぜ合わせ、アジアンソースを加えて全体をあえ混ぜる。

☑ いかは加熱しすぎるとかたくなるので注意。蒸し煮は２～３分でＯＫです。

秋から冬のたれ、ソース

温かい料理がうれしい季節。練りごまやみそなど
陽性の調味料や柑橘類でビタミン補給を。

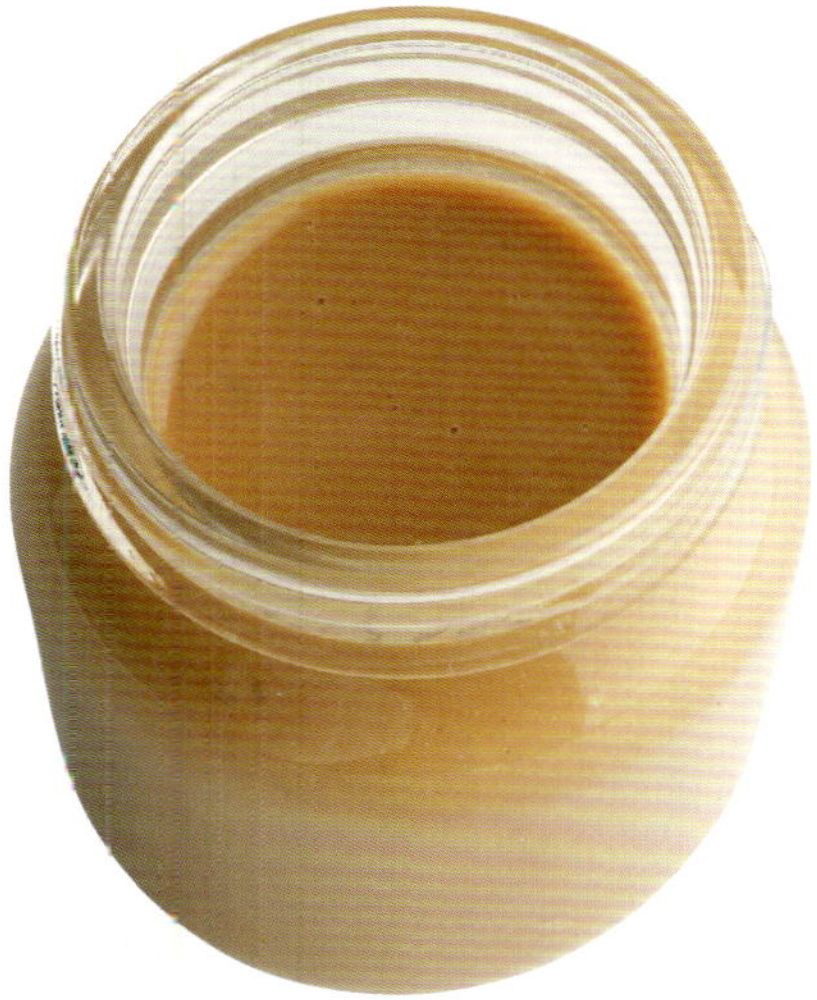

2種類のみそと練りごまで
陽性パワーいっぱいの便利だれに

ごまみそだれ

すりおろしたりんごと大根で、
食物繊維とビタミンCたっぷり

りんご&ポン酢ソース

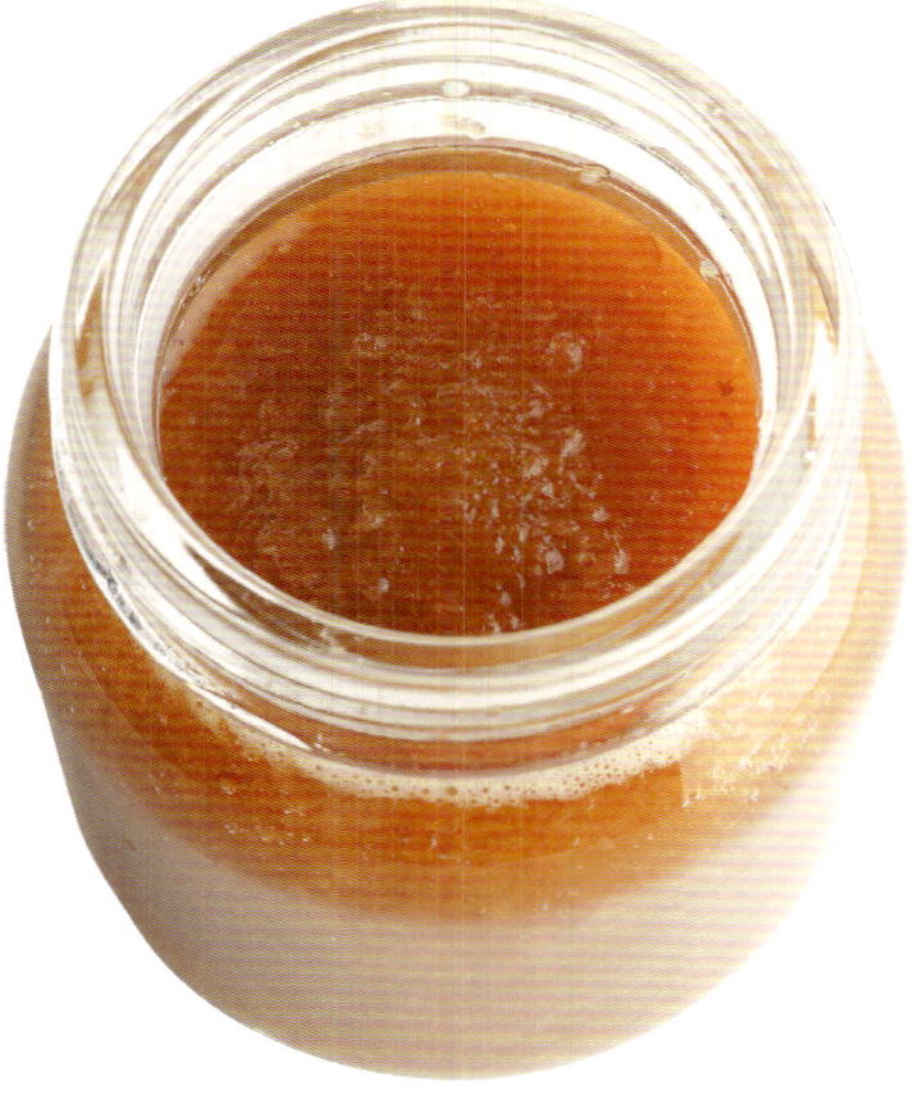

こっくり味のたれで
栄養とおいしさがアップ！

豆腐ステーキ

―ごまみそだれを使って―

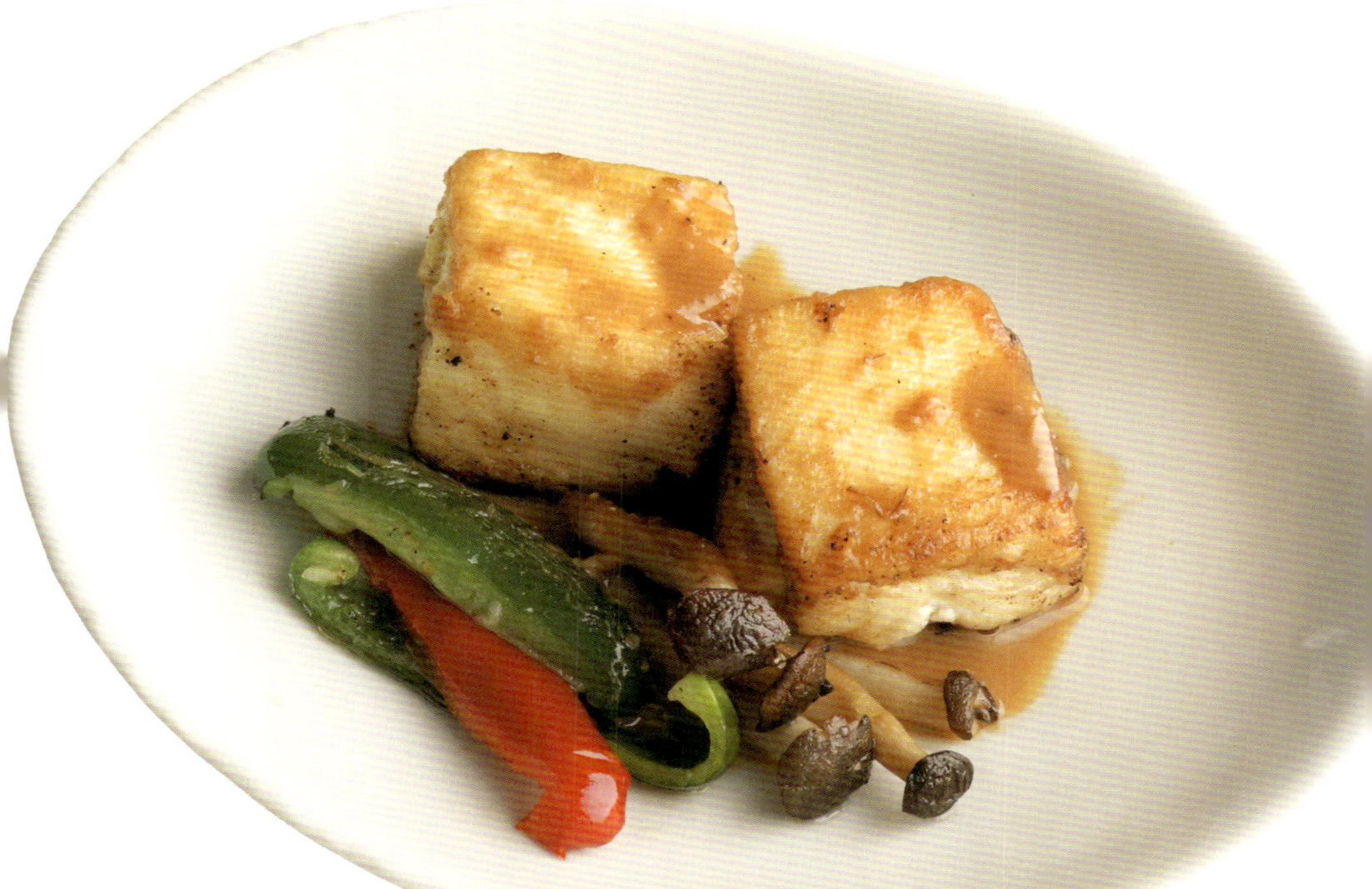

ごまみそだれ

材料（作りやすい分量）

○米みそ…大さじ3
○白みそ…大さじ1
○練りごま…大さじ2
○しょうゆ…大さじ2
○みりん…大さじ3
○水だし…大さじ3（→53ページ）

1 ボウルかすり鉢に米みそ、白みそ、練りごまを入れて合わせ混ぜる。

2 なめらかになったら、しょうゆ、みりんを加え、水だしも加えてよく混ぜる。でき上がりは広口ビンに入れて保存を。

☑ 蒸し煮野菜や煮魚、焼き魚などの味つけにも。

りんご&ポン酢ソース

材料（作りやすい分量）

○しょうゆ…大さじ3強
○米酢…大さじ3強
○りんご（すりおろし）…100g
○大根（すりおろし）…80g
○ゆずの絞り汁…大さじ1
※柑橘類はゆずに限らずレモン、かぼす、すだち、オレンジなど好みのものでOK。

1 ボウルに調味料とすりおろしたりんごと大根、ゆずの絞り汁のすべてを入れてよくかき混ぜる。でき上がりは広口ビンに入れて保存を。

☑ 鍋物のたれやサラダ、酢物などにも合います。

豆腐ステーキ

材料（2人分）

○木綿豆腐…1丁

○しめじ…½パック（50g）

⇨石づきを切り落として小房に分ける

○ピーマン（赤、緑）…3～4個　⇨種を除いてせん切り

○小麦粉…適量

○なたね油…適量

○ごまみそだれ…適量

1 豆腐は4等分してペーパータオルで包み、重しをして水きりする。両面に小麦粉をはたく。

2 フライパンに油を熱し、**1**の豆腐を入れて両面を焼く。

3 豆腐がこんがりと焼けたら、この周りにしめじとピーマンを加える。

4 野菜に火が通ったら、ごまみそだれを加えて全体を混ぜ、味をからめる。

✚プラスαのおやつ

滋味深く、栄養バランスのよいものばかり。
じっくり味わいたいお菓子です。

いつもの豆腐が、
ふんわりおやつに変身。
塩漬けの赤じそが
アクセントに

豆腐だんご

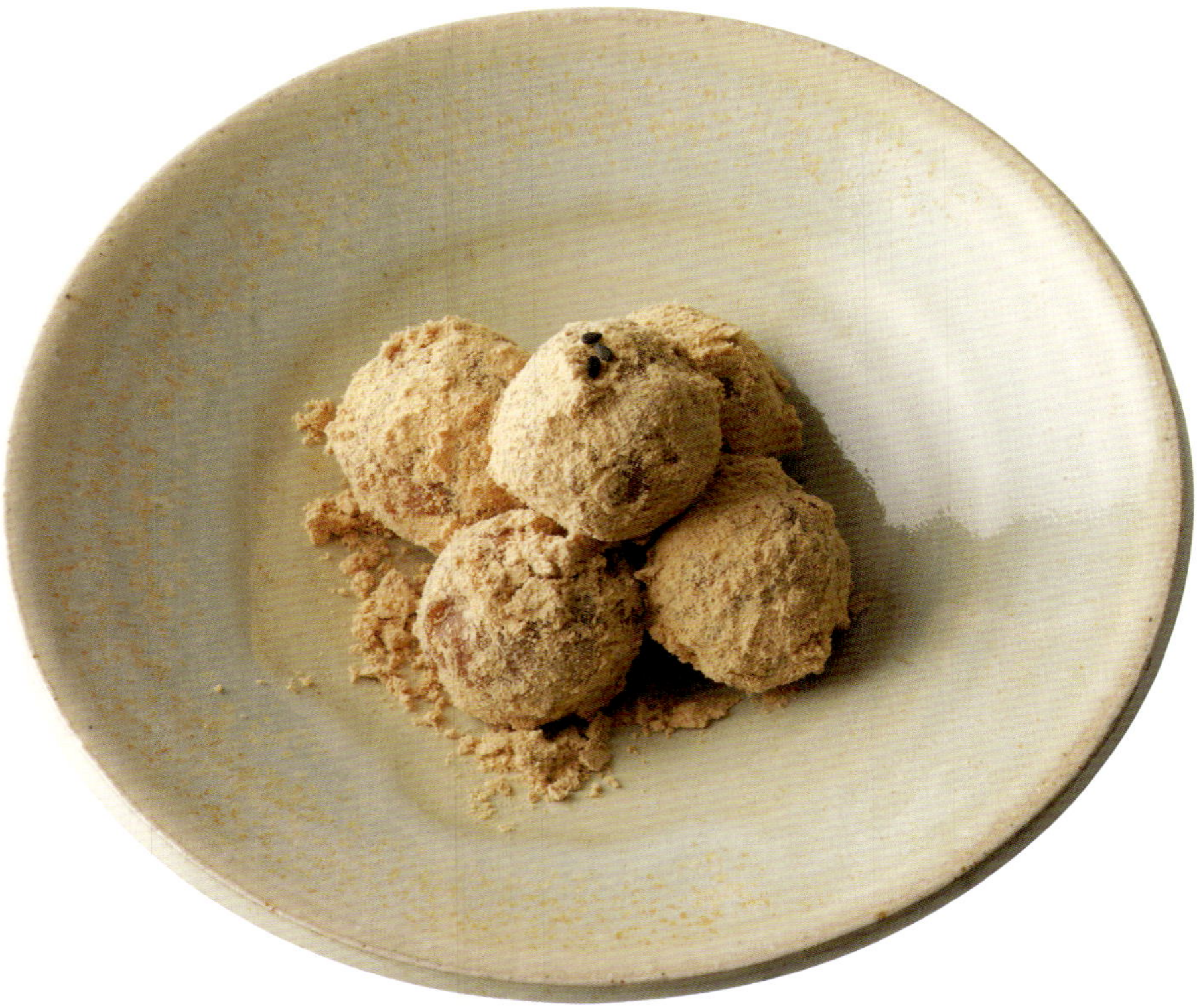

米ぬかとレーズン
入りのクッキー。
米ぬかが持つ隠れた
パワーは驚くばかり

ごまクッキー

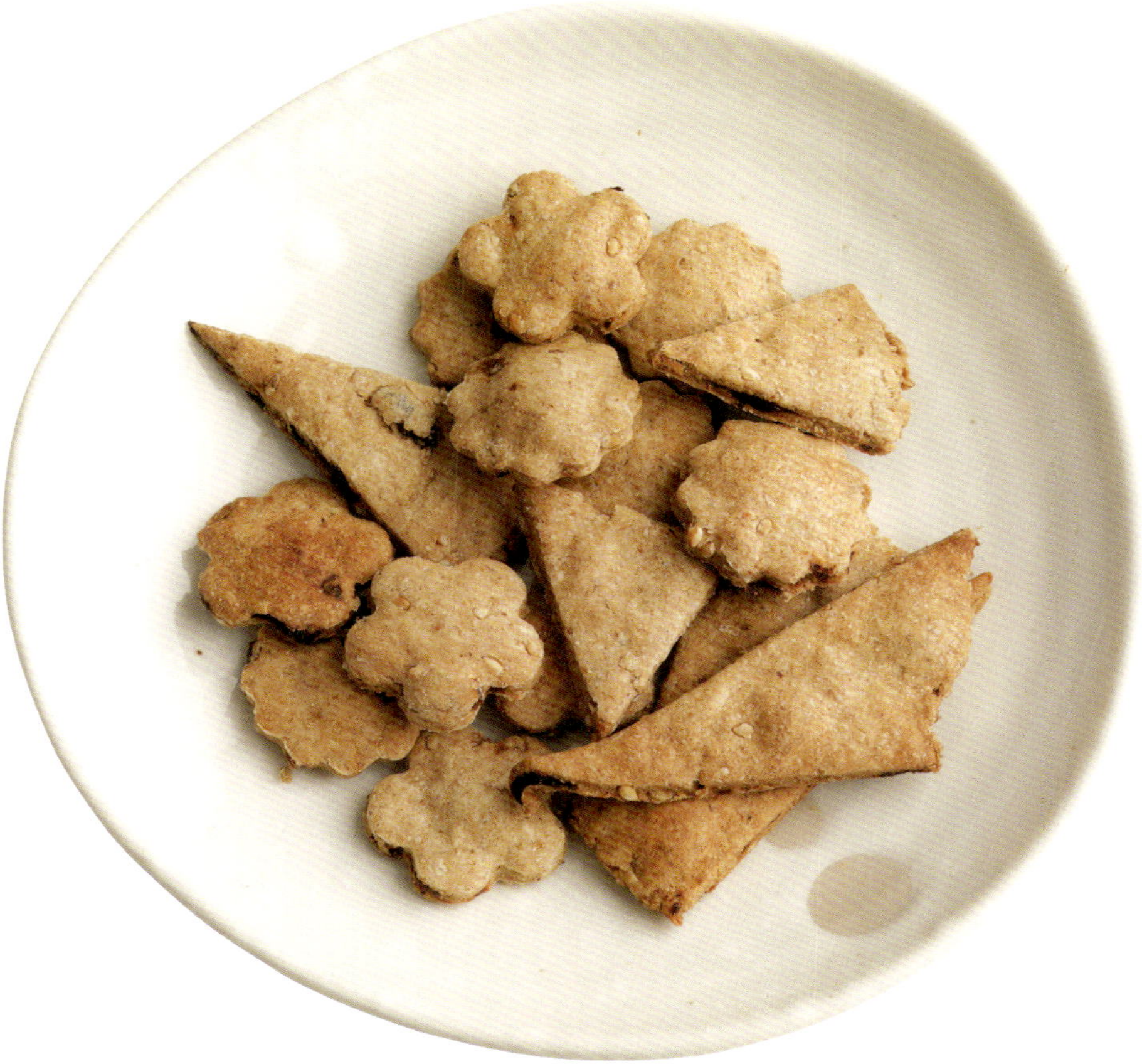

豆腐だんご

材料（4人分）

A

- ○木綿豆腐…$\frac{1}{2}$丁　⇒軽く水きりする
- ○塩…少々
- ○赤じその塩漬け…小さじ$\frac{1}{2}$
  ⇒汁けがあれば絞り、軽く炒って刻む
- ○米粉（または白玉粉）…1～1$\frac{1}{2}$カップ

○はちみつ※…適量

○きな粉…適量

○塩…少々

※はちみつのかわりに、本くずあめを使ってもOK。
これは本くず粉を麦芽で糖化させた水あめで、
あめ湯にしたり甘味料としても使います。

1 ボウルにAの材料をすべて入れて混ぜ合わせる。

2 豆腐の水分により、米粉の量を加減しながら耳たぶよりやわらかめにこね、だんごに丸める。

3 **2**を熱湯に入れてゆで、浮いてきたらざるにとって軽く水けをふく。熱いうちにはちみつをからめ、塩少々を入れたきな粉をまぶす。

ごまクッキー

材料（4人分）

A

- ○地粉※…100g
- ○米ぬか…大さじ3～4　⇒フライパンでから炒りする
- ○ごま…大さじ1　⇒炒って切りごまにする
- ○レーズン…20g　⇒細かく刻む
- ○塩…小さじ½

○練りごま…大さじ1

○熱湯…大さじ3～4

※地粉は国産の中力小麦粉です。素朴で甘みがあり、お菓子はもちろん、パンやうどん作りにも最適。

1　ボウルにAの材料を入れて、手でよく混ぜ合わせておく。

2　1に練りごまを加え、パサパサになるように手で混ぜる。

3　全体が混ざったら熱湯を加え、最初ははしで混ぜる（a）。生地がまとまったら手でしっかりこねて、耳たぶくらいのかたさに練る（b）。

4　まな板に打ち粉（分量外）をし、めん棒で3㎜くらいの厚さにのばす。

5　4を型で抜くか、適当な形に切るかして、200℃のオーブンで10分ほど焼く。

☑　玄米を分づき米にすると、精米機に多くのぬかが残ります。これをぬか漬け用に使うだけではもったいない。ぬかは米の果皮、種皮、胚芽の部分なのでビタミン、ミネラル、たんぱく質、食物繊維がたっぷり含まれます。酸化が早いので、精米したらから炒りして早めに使いましょう。

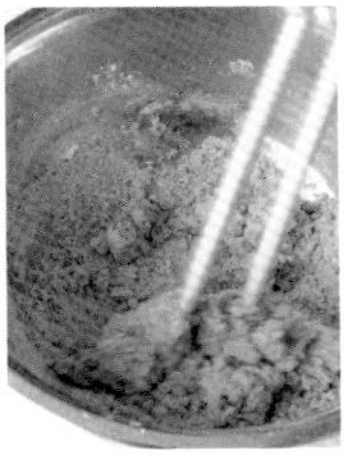

a

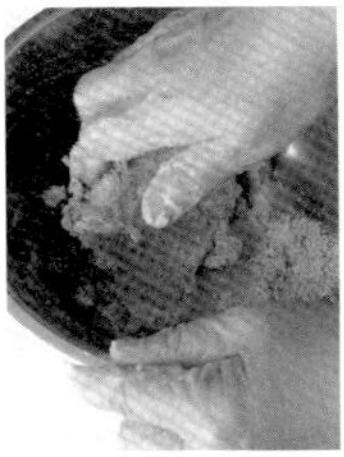

b

和風味のなめらかなプリン。
黒糖みつのやさしい
甘みが広がります

きなこプリン

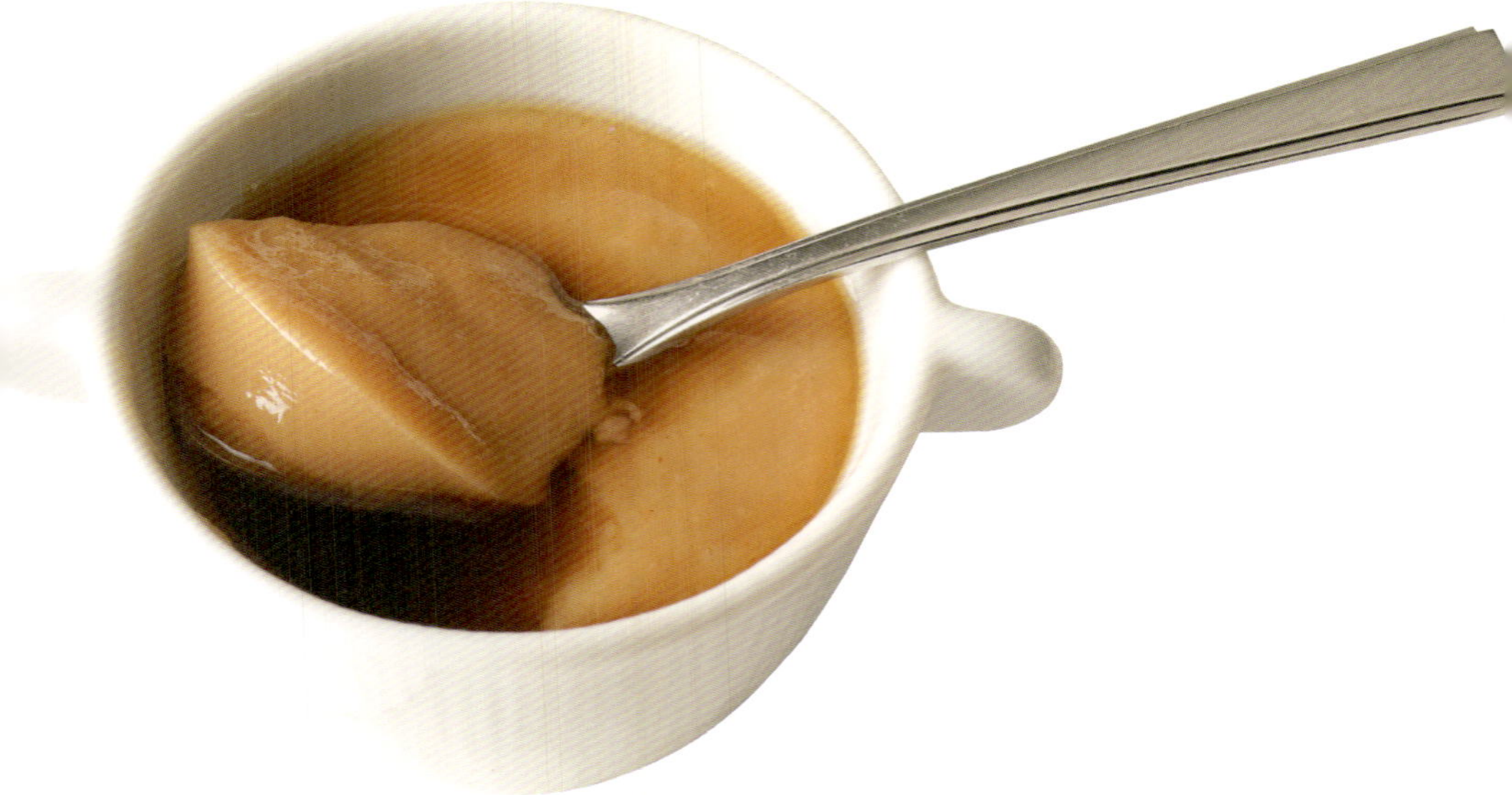

江戸時代から
食されてきたおやつ。
材料を合わせ混ぜたら、
あとは蒸すだけ

黒糖ういろう

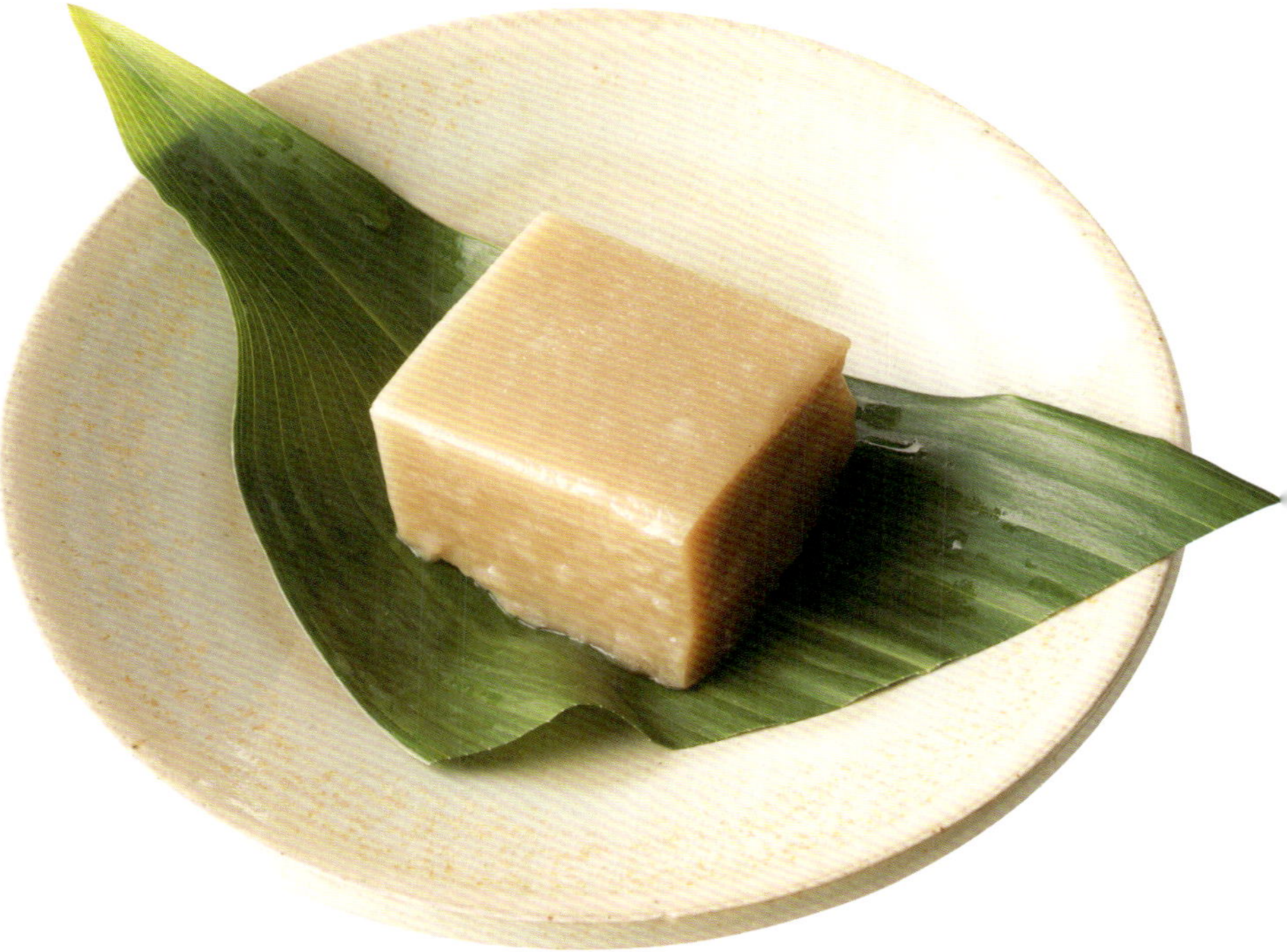

きなこプリン

材料（プリン型やカップなど４個分）

A

- ○きなこ…30g
- ○豆乳（または牛乳）…150㎖
- ○水…250㎖
- ○くず粉…40g
- ○はちみつ…大さじ１
- ○黒糖（粉末）…大さじ２

黒糖みつ

- ○黒糖（粉末）…大さじ１～２
- ○水…50㎖
- ○梅酢…２～３滴

1 厚手の鍋にAの材料をすべて入れ、よく混ぜ合わせて5分ほどねかせる。

2 さらに混ぜてよく溶かしてから強火にかける。かたまってきたら手早く混ぜながら火を弱め、５分ほど練る。

3 器や型を水にくぐらせ、**2**を流し入れて冷蔵庫へ。

4 黒糖みつを作る。小鍋に材料を入れて火にかけ、黒糖を煮溶かして冷ましておく。

5 **3**のきなこプリンに黒糖みつをかければでき上がり。

☑ きなこはカルシウム豊富なヘルシー食品。その香ばしさが豆乳特有のにおいを消し、まろやかなおいしさになります。

黒糖ういろう

材料（14㎝×12㎝、小の流し缶１個分）
○黒糖（粉末）…50g
○塩…少々
○ぬるま湯…230㎖
○地粉（→155ページ）…70g
○上新粉…大さじ２

1
ボウルに黒糖と塩、分量のぬるま湯を入れ、泡立て器でよくかき混ぜて溶かす。

2
さらに地粉と上新粉を加え、ダマにならないようによく混ぜる。

3
流し缶を水にくぐらせ、**2**を流し入れて上にぬれ布巾をかぶせる。湯気の立った蒸し器に入れて強火で20分ほど蒸す。

4
竹串でういろうの中央を刺し、汁けが出てこなければでき上がり。取り出して冷まし、ひっくり返して切り分ける。

梅﨑 和子（うめさき かずこ）

養生家庭料理研究家。病院の栄養士として勤務するなかで現代栄養学に疑問を感じ、「食養」と陰陽調和の料理を学ぶ。１９８７年、食と健康を考える「いんやん倶楽部」を設立。以来、「健康は毎日の食卓から」を合言葉に、陰陽調和料理の研究と普及に努め、「重ね煮」の調理法や養生の知恵をとりいれた日本人本来の食を提案。近著に『おくすりごはん』（家の光協会）、『陰陽調和で考える いのちを養う食のきほん』（新泉社）。

いんやん倶楽部料理教室問い合わせ
〒５６４－００５３ 大阪府吹田市江の木町24－36
電話 ０６（６３８９）４１１０
Ｆａｘ ０６（６３８９）４１４０
http://yinyanclub.com/

調理協力 渡辺麻里子、齋藤美保、田辺芙弥、中村幸、
金澤珠子、山中佐智子

アートディレクション・デザイン 中村善郎（ｙｅｎ）
写真 三木麻奈
イラストレーション（p10） くぼあやこ
構成・取材 向 和美

不調を感じたら…

からだが喜ぶ料理のきほん

２０１９年4月9日 第1版第1刷発行

著者
梅﨑和子

発行者
株式会社 新泉社
東京都文京区本郷２－５－１２
電話 ０３（３８１５）１６６２
Ｆａｘ ０３（３８１５）１４２２

印刷・製本
株式会社 東京印書館

ISBN 978-4-7877-1914-0 C2077